DIABÈTE R

CW00456497

500 recettes diabétiques faciles et saines pour les nouveaux diagnostiqués

Soraya Mathieu

Table des matières

INTRODUCTION

Le traitement et la prévention du diabète nécessitent une alimentation saine et une nutrition adéquate. En ce qui concerne le régime alimentaire dans le diabète, il y a eu une approche très stricte en ce qui concerne les glucides, car l'exclusion des aliments contenant des sucres de l'alimentation a été nécessaire; L'inclusion modérée de sucres dans les repas n'a pas récemment été trouvée pour aggraver le contrôle métabolique. La chose la plus importante à faire est de continuer à manger régulièrement et à avoir une alimentation équilibrée.

Une bonne alimentation permet de maintenir un meilleur contrôle glycémique. Pour cela, il est nécessaire d'avoir des connaissances de base en nutrition afin que l'alimentation des personnes atteintes de diabète soit équilibrée et contienne tous les nutriments essentiels à la vie.

Si vous avez la maladie du diabète, votre pancréas ne produit pas ou n'utilise pas correctement l'insuline. En raison de cette augmentation, la glycémie peut augmenter, ce qui peut entraîner des symptômes similaires à ceux du diabète. Si vous voulez vous sentir mieux, vous devez maintenir votre glycémie à des niveaux sains. C'est un aspect important du traitement du diabète, car le contrôle de la glycémie peut réduire ou prévenir de nombreuses complications du diabète.

Avec un nutritionniste, vous pouvez créer un plan de repas personnalisé qui vous convient le mieux. N'hésitez pas à nous parler de vos autres problèmes de santé tels que votre poids, les médicaments que vous prenez, votre mode de vie et d'autres problèmes de santé que vous pourriez avoir.

CHAPITRE UN
Qu'est-ce que le diabète et quels types de diabète

Si nous comprenons comment le corps est alimenté en nutriments, nous pouvons mieux comprendre le diabète en tant que maladie. Tous les différents tissus de votre corps sont constitués de millions de cellules. Lorsque toutes ces cellules se réunissent, elles améliorent ensemble les fonctions vitales de notre corps. Tout comme les machines ont besoin de carburant pour fonctionner, les cellules ont besoin de carburant pour fonctionner. Les plantes tirent leur carburant de la nourriture que nous mangeons.

Les aliments pénètrent dans le corps par le système digestif, composé de l'estomac, des intestins, du foie et du pancréas. Les organismes ont pour fonction de digérer les aliments en leurs composants de base, qui sont suffisamment petits pour être absorbés dans le corps par le tube digestif.

Pendant la digestion:

- Les glucides sont convertis en glucose
- Les protéines sont converties en acides aminés
- Les graisses sont converties en acides gras

La nourriture que nous mangeons est décomposée dans l'estomac et les intestins et ces trois vitamines pénètrent dans notre circulation sanguine et sont distribuées dans tout notre corps. Parce que le glucose est la principale source d'énergie après un repas, beaucoup de glucose pénètre dans la circulation sanguine. Cela fournit un coup de pouce sain au corps et fournit des nutriments aux cellules à chaque étape du processus.

Pour les diabétiques, les niveaux de glucose (taux de glucose) sont les plus importants. Le glucose, ou sucre dans le sang, est un sucre très simple dont le corps a besoin pour bien fonctionner. La principale source d'énergie des cellules sanguines est le glucose. De plus, si certaines protéines ne sont pas présentes, les cellules mourront. Lorsque les cellules manquent quelque chose, leur fonction cesse.

Malheureusement, ils ne peuvent pas produire eux-mêmes du glucose. Ils ont besoin de plus d'aide pour cela. À ce stade, la production d'insuline prend le relais. Les hormones sont des substances fabriquées par les glandes endocrines, telles que le pancréas. L'insuline permet à ses cellules de fonctionner comme une clé qui brise initialement les verrous cellulaires pour laisser entrer le glucose dans les cellules. S'il n'y a pas d'insuline à proximité, les cellules «se rapprochent» des gorgées de sucre, qu'elles trouvent nocives.

Après un repas, le corps augmentera sa quantité d'insuline «alimentaire» en réponse à une glycémie élevée, abaissera rapidement la glycémie et protégera les cellules. En raison de cette déficience de la production de glucose notamment par le foie, le patient se plaint d'une extrême fatigue, fatigue et faiblesse. Une fois que l'insuline a terminé sa tâche, elle se transforme en un type de déchet et est excrétée du corps. Le système d'insuline du corps travaille constamment pour maintenir ce dont il a besoin.

Comme le pancréas ne produit pas d'insuline, dans le diabète de type 1 ou le diabète sucré insulino-dépendant, les cellules du pancréas produisent normalement de l'insuline. Lorsqu'il y a peu ou pas d'insuline provenant du pancréas, la glycémie sera élevée, les cellules commenceront à mourir de faim et le corps finira par devenir diabétique. Le seul traitement pour cette maladie consiste à demander à quelqu'un (un médecin) d'injecter de l'insuline sous la peau qui arrive ensuite dans la circulation sanguine du corps. Jusqu'à présent, il reste impossible de créer de l'insuline dans une particule telle qu'elle puisse être prise par voie orale, car le suc gastrique décompose l'insuline avant que l'insuline ne pénètre dans la circulation sanguine.

Une fois que le diabète de type II s'est développé, vous ne pouvez plus tuer les cellules du pancréas qui produisent de l'insuline et avoir encore une chance de mener une vie normale. Bien que des greffes du patient des îlots qui fabriquent systématiquement de l'insuline ont été effectuées, il est encore expérimental de ne transplanter que des cellules pancréatiques qui produisent systématiquement de l'insuline. Ainsi, les diabétiques doivent suivre un régime d'insuline (comme un programme de traitement) tout au long de leur vie.

Bien que les causes et les symptômes du dysfonctionnement du pancréas n'aient pas encore été trouvés, on ne sait pas pourquoi certains développent ce dysfonctionnement et d'autres ne le développent pas. Bien que la maladie survienne dans une famille, elle ne résulte généralement pas d'un héritage génétique. Si vous êtes diabétique ou si votre parent est diabétique, les chances sont plus élevées que vous ayez également un diabète de type 2.

Diabète de type 2

Bien que l'on ne sache pas exactement ce qui déclenche le diabète de type 2, on pense que le diabète de type 2 a plus à voir avec la génétique qu'avec des facteurs environnementaux. Ce qui est également évident, c'est qu'il existe une association entre l'indice de masse corporelle (IMC) et le diabète de type 2, mais on ne découvre pas que l'IMC est à l'origine de cette maladie. Le diabète de type 2 (ou diabète de type 2 de l'adulte) affecte environ dix pour cent de la population générale.

Toutes les personnes atteintes de diabète, quel que soit leur type, produisent encore de l'insuline lorsque la maladie commence. Certains (patients) atteints de cette maladie persisteront à produire de l'insuline tout au long de leur vie, malgré une diminution de la production globale d'insuline tout au long du traitement.

Supposons qu'il y ait un diabète sucré chez un patient avec une certaine quantité d'insuline entièrement sécrétée. Dans ce cas, cela doit être pris en compte avec les autres causes et mécanismes qui peuvent entraîner ce que l'on appelle le diabète sucré. Les trois endroits où certaines maladies peuvent se manifester sont l'œil, le cerveau et la langue.

Le pancréas, vous le savez peut-être grâce à cet argot urbain quotidien, est ce petit organe amusant qui sert de fourre-tout à la fois aux insulines et aux choses que nous mettons dans notre corps comme le glucose, ce que nous exigeons de notre corps.

Le nombre de récepteurs d'insuline à la surface cellulaire est réduit ou il y a des problèmes avec la structure et la structure de ces récepteurs, la glycémie ne peut pas circuler dans les cellules et les cellules ne peuvent pas faire leur travail correctement. En d'autres termes, la clé qui ouvre la cellule peut ne pas rentrer dans les verrous, il est donc peu probable que le glucose pénètre dans la cellule. Le processus de résistance à l'insuline peut également être appelé «insensibilité à l'insuline».

Une fois que le glucose est transporté dans les cellules via un système de transport, il est transporté vers l'emplacement souhaité des cellules. Un défaut du système de régulation de l'insuline est une autre cause possible d'insensibilité à l'insuline.

L'un quelconque des trois défauts connus entraîne des niveaux de sucre trop élevés. Actuellement, une série de tests sophistiqués doit être effectuée pour aider le médecin à découvrir le défaut dans chaque cas. Les chercheurs mèneront une étude (et des études) pour voir si l'utilisation d'un certain appareil (et de certains appareils) peut aider les personnes atteintes de diabète de type 2. En conséquence, votre médecin ne peut pas déterminer exactement quel type de diabète vous avez car il ou elle ne peut pas identifier ce qui peut l'avoir causé.

Quelle que soit la raison pour laquelle votre trouble a été généré, vous n'avez pas besoin d'en connaître la cause exacte. Comme c'est le traitement pour la condition de votre choix. Le but du traitement du diabète est de maintenir la glycémie aussi près que possible de la normale et de ne pas présenter de symptômes diabétiques potentiellement mortels.

Signes et symptômes précoces du diabète

Le diabète est une maladie silencieuse et lente que l'on peut contracter pendant des années. Cette augmentation du glucose est due aux taux d'insuline dans le sang. Cela peut se produire parce que le corps n'a pas assez d'insuline pour traiter le glucose. Une autre raison pour laquelle c'est si mauvais est que les gens ont du mal à absorber la nicotine. Vous devez remarquer les symptômes aux premiers stades du diabète pour le traiter avant qu'il ne soit plus avancé.

Les symptômes des patients commencent à apparaître progressivement. Ils sont souvent confondus avec certaines des autres maladies les plus courantes.

C'est un gros problème que les gens qui ont cette condition. Si une maladie progresse et cause des dommages supplémentaires, elle pourrait causer des problèmes avec nos organes vitaux tels que nos reins, notre cœur et notre cerveau.

Certains symptômes semblent normaux. Il est toujours important de prêter attention à l'un de ces certains signaux qui pourraient se déclencher.

Voici les symptômes qui peuvent être liés au diabète à un stade précoce. Ces signaux peuvent désormais être pris en compte.

1. Une sensation de fatigue

Le manque d'insuline ou la résistance à l'insuline stoppe les cellules. Ils ne peuvent pas absorber suffisamment de glucose pour fournir au corps l'énergie dont il a besoin pour fonctionner.

Le résultat est une forte sensation de fatigue physique et mentale. Cela dure souvent jusqu'à ce que la personne se repose.

Des facteurs tels que le surpoids et l'obésité, la déshydratation et un déséquilibre de la pression artérielle se cachent également derrière ce symptôme.

2. Troubles du sommeil

Un mauvais contrôle de la glycémie a été associé à des troubles du sommeil courants et à une fatigue courante.

Les personnes atteintes de diabète de type 2 ont souvent du mal à s'endormir. Une autre possibilité est qu'ils subissent une sorte d'interruption dans leur sommeil nocturne.

Nous devons mentionner autre chose ici. Vous êtes également plus à risque de contracter cette maladie si vous dormez moins de six heures par nuit.

3. Une bouche sèche et une soif

Le glucose est l'un des principaux «carburants» de notre corps. Mais lorsqu'il n'est pas utilisé correctement, c'est l'une des causes de la déshydratation.

Cette condition affecte l'activité des cellules dans tout le corps. Il affecte également la production de salive et provoque une sécheresse de la langue et une soif.

4. Uriner fréquemment

Trop de glucose dans le sang fait travailler les reins deux fois pour filtrer le glucose du sang. Parce que les reins sont surchargés, vous devez aller aux toilettes plus souvent.

Cet ingrédient empêche les toxines d'être correctement filtrées. En outre, cela perturbe le fonctionnement du système urinaire.

5. Infections des voies urinaires

Les infections urinaires à long terme et fréquentes sont un autre signe courant dans les premiers stades du diabète. Celles-ci se produisent parce que l'augmentation du glucose dans le sang affaiblit le système immunitaire.

En conséquence, la production d'anticorps diminue. Le corps est alors exposé aux attaques de virus, de bactéries et de champignons.

6. Les blessures guérissent lentement

Les plaies superficielles ou les ulcères cutanés mettent trop de temps à guérir ou ne guérissent pas du tout. C'est également un signe clair que le glucose s'accumule dans le sang.

Par conséquent, les diabétiques doivent faire attention si leur peau est rayée. Sans les contrôles nécessaires, cela peut entraîner des complications médicales.

7. Problèmes de pied

Les pieds sont une zone du corps où les premiers stades du diabète sont les plus évidents. Il y a souvent des problèmes de circulation et de rétention d'eau.

Lorsque le diabète commence à devenir incontrôlable, les pieds endommagent parfois les terminaisons nerveuses. Il peut alors y avoir une sensation d'engourdissement et une sensation constante comme des épingles et des aiguilles.

8. Vision floue

L'accumulation de glucose entraîne ainsi une déshydratation de l'organisme. Ceci, à son tour, peut entraîner des difficultés de vision.

La goutte de liquide affecte les lentilles de l'œil. Cela affecte leur capacité à se concentrer, ce qui se traduit par une vision floue.

9. Envie de manger

Lorsque le glucose ne pénètre pas correctement dans les cellules, le «niveau de carburant» diminue. Cela signifie que le fonctionnement de tous les organes du corps est perturbé.

Cette situation confond le corps. Ainsi, il envoie des signaux pour utiliser plus de sources d'énergie par le biais de la nourriture.

Tant que l'accumulation de sucre n'est pas sous contrôle, vous ressentirez inévitablement l'envie de manger encore et encore.

10. Peau sèche

L'observation de l'état de la peau peut également donner lieu à un soupçon de diabète. Parce que chez ces patients, nous voyons souvent un certain degré de sécheresse. Cela est dû à des problèmes circulatoires et à la déshydratation qui les accompagne.

Bien entendu, d'autres facteurs doivent être pris en compte pour prendre une bonne décision. Étant donné que ce symptôme peut provenir de nombreux autres problèmes, le diagnostic doit être posé très soigneusement.

Facteurs de risque de développer un diabète de type 2:

- Âge ≥ 45 ans
- Surpoids et obésité (IMC ≥ 25 kg / m2)
- Antécédents familiaux de diabète (parents ou frères et sœurs atteints de diabète de type 2)
- Activité physique habituellement faible
- Glycémie à jeun altérée ou tolérance au glucose précédemment déterminée
- Diabète gestationnel ou gros fœtus
- Hypertension artérielle (TA ≥ 140/90 mm Hg)
- Cholestérol HDL ≤ 0,9 mmol / L et / ou taux de triglycérides ≥ 2,82 mmol / L
- Syndrome des ovaires polykystiques
- Présence de maladie cardiovasculaire

CHAPITRE DEUX
Diabète: aliments autorisés et évités

En tant que personne diabétique, votre régime alimentaire approprié aidera à maintenir votre glycémie contrôlée et constante pour le corps d'un diabétique afin d'éviter les changements dont nous avons parlé: augmentation de la glycémie et diminution de la glycémie. (peu de sucre dans le sang).

Tout d'abord, il est très important de souligner que la personne diabétique doit se rendre chez le nutritionniste pour faire un bilan nutritionnel complet, car chaque individu est unique. Un seul professionnel sera en mesure d'évaluer quel est le meilleur régime alimentaire pour ses conditions cliniques.

Le nutritionniste mettra en place un programme en fonction de vos besoins, évaluant le type de diabète que vous avez, votre progression, les maladies associées, votre âge, votre alimentation et les nutriments spécifiques que vous devez prendre.

Voici quelques recommandations générales et les aliments autorisés et évités dans le régime du diabète, en fonction des types de manifestation de la maladie:

Diabète de type 2: aliments autorisés et évités

Commençons par parler du diabète de type 2, car c'est le plus courant. Environ 90% des personnes atteintes de diabète ont le type 2. Il se manifeste plus souvent chez les adultes, il apparaît presque toujours comme une conséquence d'un surpoids et d'une mauvaise alimentation.

Il est plus facile à contrôler et s'améliore beaucoup avec une perte de poids et une activité physique régulière.

Aliments autorisés dans le diabète de type 2

Les aliments qui ne doivent pas être évités et qui sont autorisés dans le régime du diabète de type 2 sont ceux riches en fibres, en protéines et en bonnes graisses, tels que:

- Grains entiers: farine de blé entier, riz et pâtes, avoine, maïs soufflé;
- Légumineuses: haricots, soja, pois chiches, lentilles, pois;
- Légumes en général, à l'exception des pommes de terre, des patates douces, du manioc et des ignames, car ils ont une forte concentration de glucides et doivent être consommés en petites portions;
- Viande en général, poisson, poulet et bœuf, de préférence maigre sans peau et sans graisses visibles. Évitez les viandes transformées, comme le jambon, la poitrine de dinde, la saucisse, la saucisse, le bacon, la bologne et le salami;

- Fruits en général, à condition de consommer 1 unité à la fois;
- Bons gras: avocat, noix de coco, huile d'olive, huile de coco et beurre;
- Oléagineux: châtaignes, arachides, noisettes, noix et amandes;
- Lait et produits laitiers, choisissez des yaourts sans sucre ajouté.

Il convient de rappeler que les tubercules, tels que les pommes de terre, les patates douces, le manioc et les ignames, même s'ils sont des aliments sains, doivent être consommés en petites quantités, car ils sont riches en glucides, qui se transforment en sucre.

Fruits diabétiques de type 2

Les fruits contiennent du sucre naturel et doivent donc être consommés en petites quantités par les diabétiques. La consommation recommandée est de 1 portion de fruit à la fois, ce qui, de manière simplifiée, fonctionne généralement dans les quantités suivantes:

- 1 unité moyenne de fruits entiers, comme la pomme, la banane, l'orange, la mandarine et la poire;
- 2 fines tranches de gros fruits, comme la pastèque, le melon, la papaye et l'ananas;
- 1 poignée de petits fruits, donnant environ 8 unités de raisins ou de cerises, par exemple;

- 1 cuillère à soupe de fruits secs comme les raisins secs, les prunes et les abricots.

Il est également important d'éviter la consommation de fruits avec d'autres aliments riches en glucides, tels que le tapioca, le riz blanc, le pain et les sucreries.

Diabète de type 1: aliments autorisés et évités

Le diabète de type 1 est plus grave et plus difficile à contrôler que le diabète de type 2. Elle survient généralement dans l'enfance et la personne est toujours obligée de prendre de l'insuline pour réguler la quantité de sucre qui circule dans la circulation sanguine.

Comme il est plus difficile à contrôler, le patient atteint de diabète de type 1 doit toujours être accompagné par l'endocrinologue et le nutritionniste. La quantité de glucides dans chaque repas doit être bien contrôlée et ajustée en même temps que la dose d'insuline à prendre.

Dans ce type de diabète, le patient doit réduire les mêmes aliments que les patients atteints de diabète de type 2. Néanmoins, les quantités d'aliments autorisés doivent être réglementées en fonction de l'historique de l'utilisation de la glycémie et de l'insuline.

Diabète gestationnel: aliments autorisés et évités

Le régime alimentaire du diabète gestationnel est similaire au régime alimentaire du diabète courant, c'est-à-dire qu'il est nécessaire d'éviter les aliments contenant du sucre et de la farine blanche, tels que les bonbons, le pain, les gâteaux, les collations et les pâtes.

Mais attention: les femmes atteintes de diabète gestationnel doivent être extrêmement prudentes car les complications des crises d'hyperglycémie (augmentation de la glycémie) peuvent être très graves, car elles peuvent nuire au développement du fœtus.

Lorsque le bébé est exposé à de grandes quantités de glucose dans l'utérus, il existe un risque accru de prolifération (macrosomie fœtale) et, par conséquent, d'accouchements traumatiques, d'hypoglycémie néonatale et d'obésité. Le diabète gestationnel est également un facteur de risque important pour le futur diabète sucré de type II.

Diabète gestationnel: aliments autorisés

La femme enceinte doit choisir des aliments pauvres en glucides ou contenant des glucides complexes, appelés aliments entiers. Voir la liste complète ci-dessous:

- Grains entiers: riz brun, pain brun, quinoa, avoine, lentilles, pois chiches, haricots, pois et maïs;
- Fruits et légumes en quantités contrôlées;
- Viande en général, de préférence faible en gras;

- Poisson frais et en conserve dans l'huile d'olive, comme les sardines et le thon;
- Oléagineux: châtaignes, arachides, noix, noisettes et amandes;
- Lait et produits laitiers: lait entier, yogourt naturel entier, fromages;
- Graisses naturelles: beurre, huile d'olive, huile de coco, noix de coco, avocat;
- Graines: chia, lin, sésame, citrouille, tournesol.

Il est à noter que même les aliments entiers, les fruits, les pommes de terre et les patates douces sont également riches en glucides, ils doivent donc être consommés avec modération.

Diabète gestationnel: aliments évités

Les aliments à éviter dans l'alimentation pour le diabète gestationnel sont ceux dont la composition contient du sucre et de la farine blanche, on peut citer:

- Gâteaux;
- Glaces,
- Bonbons en général;
- Sels de boulangerie de coxinha, risólis, kibe, bauru et etc;
- Pizzas;
- Tartes et pains blancs;
- Aliments contenant de l'amidon de maïs: pudding, bouillie, etc.

- Tous les produits qui contiennent de la mélasse, du sirop de maïs et du glucose, car ils sont similaires au sucre.
- Viandes transformées: saucisse, saucisse, jambon et bologne, etc.
- Boissons sucrées: café, boissons gazeuses, jus de fruits transformés et thés sucrés.

Dans le diabète, comme dans d'autres maladies, il y aura des aliments à éviter et d'autres qui seront autorisés. Simultanément, il existe de nombreuses autres variables, telles que le type de diabète, la valeur de la glycémie (gravité de la maladie), les préférences alimentaires, l'âge, l'activité physique et bien d'autres choses qui peuvent interférer. L'aliment qui doit toujours être choisi est le régime alimentaire d'un médecin nutritionniste, en utilisant ses conseils, avec un suivi avec le médecin, en apportant toujours des modifications au régime si nécessaire.

Gérer le diabète: ce que votre routine quotidienne et votre style de vie modifient votre glycémie.

La gestion du diabète nécessite une prise de conscience. Découvrez ce qui fait monter et descendre votre glycémie et comment contrôler ces facteurs quotidiens.

Pour maintenir une glycémie saine, il est important de rester dans la plage recommandée. La différence entre une glycémie basse et élevée est représentée par un «crash de sucre». En fonction de divers facteurs, votre taux de sucre dans le sang peut être affecté.

- **nourriture**

Une alimentation saine est un élément important d'une vie saine. Mais vous devez savoir comment les aliments affectent votre glycémie. Ce n'est pas seulement le type d'aliments que vous mangez, mais aussi la quantité et les types d'aliments que vous mangez.

Que faire:

Renseignez-vous sur le nombre de glucides et la taille des portions. Les glucides sont une partie importante des plans de gestion du diabète. Les glucides ont le plus d'influence sur la glycémie. Quand quelqu'un utilise de l'insuline, vous devez connaître la quantité de glucides pour obtenir la bonne dose d'insuline.

Comprenez la taille des portions pour chaque type d'aliment. Vous devriez noter les portions des aliments que vous mangez fréquemment. L'utilisation d'une tasse à mesurer garantit une portion appropriée et un nombre précis de glucides.

Planifiez bien vos repas. Vous pouvez inclure un mélange de féculents, de fruits et de légumes, de protéines et de matières grasses dans chaque repas. Surveillez les types de glucides que vous mangez.

Les fruits, les légumes et les grains entiers sont généralement meilleurs pour vous que les autres glucides. Ils sont pauvres en glucides et fournissent la consommation de fibres qui stabilise la glycémie. Discutez avec votre médecin, votre infirmière ou votre diététiste de ce qui, selon eux, sera le mieux pour vous.

Médicament selon le calendrier. Manger trop peu, surtout en mangeant trop peu, peut entraîner une glycémie dangereusement basse (hypoglycémie). Trop de nourriture peut augmenter votre glycémie (hyperglycémie). Communiquez avec votre équipe de soins du diabète au sujet de la coordination des médicaments et des heures de repas.

Essayez de choisir des boissons sans sucres. Les sucres ont tendance à rendre les calories plus élevées que toute autre chose. Les cigarettes électroniques peuvent provoquer des augmentations rapides de la glycémie, vous devez donc les éviter sauf si vous êtes diabétique.

Le diabétique aura une glycémie basse. Lorsque la glycémie est basse, un verre ou une canette de soda, de punch aux fruits ou d'autres boissons sucrées peut entraîner une glycémie élevée, ce qui peut provoquer des convulsions.

- **Exercer**

Il y a un autre aspect important de la gestion du diabète, sans parler de l'exercice. Lorsque vous faites de l'exercice, vos muscles utilisent un produit chimique à base de sucre pour produire de l'énergie. En plus d'une activité physique régulière, l'efficacité de l'insuline corporelle est également améliorée.

Lorsque ces facteurs sont en place, le taux de glucose dans le sang peut être abaissé. Plus vous courez souvent à l'extérieur, plus les effets secondaires dureront longtemps. Bien qu'il n'y ait pas de prévention de la glycémie, même des activités légères comme les travaux ménagers, le jardinage et la position debout pendant une longue période peuvent aider.

Que faire:

Obtenez un plan de traitement de physiothérapie. Découvrez quel exercice vous conviendra le mieux. L'une des meilleures façons de devenir conscient de sa santé est de faire au moins 150 minutes d'exercice intense par semaine. Ce pourrait être une bonne idée de commencer un programme de 30 minutes d'activité modérée chaque jour.

Si vous êtes resté inactif pendant une période prolongée, votre médecin voudra peut-être surveiller votre état physique général. Un mélange équilibré d'exercices aérobiques et de musculation est recommandé.

Faire une promenade. Entraînez-vous au bon moment. Prenez votre petit-déjeuner, buvez du café et prenez vos médicaments avant de faire de l'exercice.

Connaissez vos résultats. Demandez à votre médecin de vous indiquer la quantité d'exercice à pratiquer en fonction de votre glycémie.

Vérifiez votre glycémie. Assurez-vous de vérifier votre glycémie avant, pendant et après l'exercice. En combinaison avec l'activité, vous pouvez réduire la glycémie jusqu'à un jour plus tard. Surveillez les signes avant-coureurs d'hypoglycémie, tels que tremblement, faiblesse, fatigue, faim, étourdissement, irritation, anxiété ou confusion.

Si vous utilisez de l'insuline et que votre glycémie est inférieure à 90 mg / dL ou 5,0 mmol / L, prenez une petite collation avant de faire de l'exercice pour éviter un faible taux de glucose dans le sang.

Restez hydraté. Consommez beaucoup de liquides pendant l'exercice, car la déshydratation peut affecter la glycémie.

Relaxer. Ayez toujours une collation et des comprimés de glucose à portée de main au cas où votre glycémie tomberait trop bas. Il porte un bracelet médical.

Modifiez le plan de traitement au besoin. Si vous utilisez de l'insuline, vous devez réduire votre dose avant de faire de l'exercice et surveiller attentivement votre glycémie après une activité intense pendant plusieurs heures. Votre médecin peut vous aider à modifier vos médicaments. Il est également recommandé d'augmenter votre routine d'exercice si nécessaire.

- **Médicaments**

L'insuline et d'autres médicaments contre le diabète sont conçus pour abaisser la glycémie lorsque le régime alimentaire et l'exercice à eux seuls ne suffisent pas à contrôler le diabète. Mais l'efficacité de ces médicaments dépend du moment et de la taille de la dose. Les médicaments que vous prenez pour des conditions autres que le diabète peuvent également affecter votre glycémie.

Que faire:

Conservez correctement l'insuline. L'insuline qui n'est pas stockée correctement ou dont la date d'expiration est expirée peut ne pas être efficace. L'insuline est particulièrement sensible aux températures extrêmes.

Signalez les problèmes à votre médecin. Si vos médicaments contre le diabète font baisser votre glycémie trop bas ou constamment trop élevée, il se peut que votre dose ou votre horaire doive être ajusté.

Soyez prudent avec les nouveaux médicaments. Si vous envisagez de prendre un médicament en vente libre ou si votre médecin vous prescrit un nouveau médicament pour traiter une autre affection, telle que l'hypertension artérielle ou un taux de cholestérol élevé, demandez à votre médecin ou à votre pharmacien si cela peut affecter la glycémie. Dans le sang.

Certains médecins proposeront un médicament alternatif à leurs patients. Signalez toujours à votre médecin tout médicament que vous oubliez de vérifier, car il est important de ne prendre aucun médicament susceptible de provoquer une augmentation de votre glycémie.

- **Maladie**

Lorsque vous êtes malade, votre corps produit des hormones liées au stress qui aident votre corps à combattre la maladie, mais peuvent également augmenter votre glycémie. Les changements d'appétit et d'activité normale peuvent également compliquer le contrôle du diabète.

Que faire:

Planifier à l'avance. Créez un plan pour les jours de maladie. C'est un guide pour vérifier régulièrement votre glycémie et vos cétones urinaires et plus de détails sur la façon de changer de médicament.

Utilisez vos médicaments contre le diabète. Cependant, si la personne est incapable de manger la nourriture, contactez votre médecin. Vous devez ajuster votre dose d'insuline et réduire temporairement ou arrêter l'insuline à action prolongée ou les médicaments contre le diabète dans certaines situations. En attendant, n'arrêtez pas l'insuline à action prolongée. Il est important et très important de stocker les taux de glycémie et de collecter votre glycémie à intervalles réguliers à partir d'un médicament contre la glycémie.

Tenez-vous-en à votre plan de repas. Une alimentation saine vous aidera à contrôler votre glycémie. Gardez une réserve d'aliments faciles à digérer comme la gélatine, les craquelins, les soupes et la compote de pommes.

Restez hydraté en buvant beaucoup d'eau ou de liquides non caloriques, comme le thé. Si vous prenez de l'insuline, vous devrez peut-être prendre des boissons sucrées, telles que du jus ou une boisson pour sportifs, pour prévenir l'hypoglycémie.

- **De l'alcool**

Après avoir consommé une boisson sucrée, le foie libère des sucres pour contrer la baisse du rapport glycémique / oxygène dans le sang. Cependant, si le foie est occupé à métaboliser l'alcool, la glycémie peut ne pas recevoir le signal dont elle a besoin de la part du foie. L'alcool peut entraîner une hypoglycémie même après l'avoir pris immédiatement, et cela peut durer jusqu'à 24 heures.

Que faire:

Vous avez besoin de l'approbation d'un médecin pour boire de l'alcool. Boire de l'alcool avec le diabète peut endommager les nerfs et les yeux. Mais une glycémie contrôlée peut être maintenue avec des boissons alcoolisées occasionnelles.

La consommation de deux verres d'alcool par jour, ou pas plus d'un verre pour les femmes de plus de 65 ans ou les hommes de plus de 40 ans, est une consommation modérée. Une boisson équivaut à 12 onces de bière, soit 5 onces de vin ou 1,5 once de spiritueux distillé.

Ne buvez pas d'alcool à jeun avant de manger. Si vous prenez des médicaments à base d'insuline ou d'autres médicaments contre le diabète, suivez la consommation conseillée de manger ou de boire pour éviter une hypoglycémie.

Choisissez vos boissons avec soin. Les vins secs et les bières contiennent moins de calories et de glucides que les autres boissons alcoolisées. Si vous aimez les boissons mélangées, les sodas diététiques, les eaux toniques diététiques, les eaux gazeuses ou les eaux Seltz, ils n'augmenteront pas votre glycémie.

Comptez les calories. N'oubliez pas d'inclure les calories provenant de l'alcool dans vos calculs quotidiens de calories. Vous devez demander à votre médecin ou à votre diététiste comment mélanger les boissons alcoolisées à votre alimentation quotidienne.

Avant de vous coucher, vérifiez votre taux de sucre dans le sang. L'alcool peut réduire votre glycémie pendant un certain temps après avoir arrêté de boire. Pour éviter l'hypoglycémie, prenez une collation avant de vous coucher si la glycémie se situe entre 100 et 140 mg / dL (5,6 et 7,8 mmol / L).

- **Menstruation et ménopause**

Les changements dans les niveaux d'hormones de la semaine avant et pendant la menstruation peuvent entraîner des fluctuations significatives de la glycémie.

Que faire:

Trouvez des modèles. Suivez votre glycémie de mois en mois. Vous pourrez peut-être prédire votre cycle menstruel.

Ce plan de traitement doit être modifié si nécessaire. Votre médecin peut vous faire quelques suggestions: devenez plus actif, modifiez votre alimentation ou prenez un autre médicament.

Vérifiez votre glycémie plus souvent. Si vous approchez de la ménopause ou si vous êtes ménopausée, il est important de vérifier votre glycémie plus souvent. Les symptômes de la ménopause peuvent parfois être confondus avec des symptômes d'hypoglycémie, alors testez le glucose avant de traiter un faible taux de glucose. le sang.

Les méthodes de contraception sont sûres et efficaces pour les femmes atteintes de diabète. Les contraceptifs oraux peuvent augmenter la glycémie chez certaines femmes.

- **Stress**

Lorsque vous avez un événement stressant, votre corps peut produire des hormones qui augmentent votre taux de sucre dans le sang. Si vous êtes soumis à beaucoup de stress, il vous est plus difficile de recevoir des injections d'insuline.

Que faire:

Essayez de repérer des motifs. Il est important de maintenir les niveaux de sucre dans le sang aussi près que possible du maximum possible, de vérifier quotidiennement les niveaux de sucre dans le sang et de les ajuster si nécessaire. Il semble y avoir un modèle.

Reprenez le contrôle. Une fois que vous savez comment le stress affectera votre glycémie, vous pouvez continuer à la minimiser. Essayez d'apprendre différentes techniques de relaxation, établissez des priorités et établissez des limites. Tenez-vous à l'écart des situations stressantes. L'exercice peut aider à réduire le stress et à augmenter la glycémie.

Demander de l'aide. Utilisez des stratégies pour faire face au stress. Parler à un psychologue ou à un travailleur social clinicien peut aider à identifier les problèmes, à les résoudre ou à apprendre à faire face à des situations stressantes.

Si vous surveillez et gardez un œil sur votre glycémie, vous serez mieux en mesure d'anticiper les changements et d'établir un plan en conséquence. En cas de demande, si vous avez des difficultés à contrôler votre glycémie, veuillez demander l'aide de votre équipe de diabète.

Comment planifier un régime diabétique

Il sera très important de minimiser les changements soudains qui peuvent survenir lors d'un nouveau régime. Il serait donc judicieux d'utiliser des échangeurs alimentaires qui équilibreront une valeur calorique similaire à celle de l'ancien régime. N'oubliez pas qu'une telle décision ne doit être prise qu'après consultation d'un médecin.

Les patients peuvent abandonner un produit lorsque le produit contient un grand nombre de glucides, de sucre ou d'ingrédients artificiels. Lorsque vous mangez des glucides simples, essayez de consommer des glucides complexes. Les diabétiques doivent être avertis de ne pas manger ces simples. Les complexes sont absorbés à un rythme très lent, mais ils ne sont pas si dangereux lorsqu'ils sont consommés en quantité raisonnable.

Le régime alimentaire des diabétiques n'a pas à être ennuyeux, mais il doit vous faire penser à lui dans son ensemble. Vous devrez inclure les aliments des cinq principaux groupes alimentaires: les féculents, les fruits et légumes, la viande, la volaille et le poisson.

Exemple de plan de menu pour les diabétiques

1 jour de régime diabétique

- Petit-déjeuner: deux sandwichs de pain de seigle complet, finement tartinés de beurre (10 g), avec surlonge par exemple, Sopot (40 g), laitue (20 g) et tomate (70 g), orange (130 g), thé vert
- 2ème petit-déjeuner: yaourt (150 g) combiné avec des flocons d'avoine (50 g), des noisettes (20 g) et de la pêche (100 g)
- Déjeuner: soupe à l'aneth (350 g), puis la morue cuite en papillote aux herbes (180 g) avec riz brun (80 g), brocoli bouilli (250 g), huile d'olive (10 g)
- Thé de l'après-midi: jus de tomate (300 g)
- Dîner: fromage cottage léger (150 g), servi avec radis, ciboulette et concombre.

2ème jour du régime diabétique

- Petit-déjeuner: deux sandwichs de pain complet (70 g), finement tartinés de beurre (10 g), pour lesquels vous pouvez utiliser du jambon de dinde (40 g), de la laitue (20 g), de la tomate (50 g), du poivre (80 g)

, à l'exception de cette nectarine (100 g) et du thé rouge

- 2ème petit déjeuner: framboises (150 g) au kéfir (300 g) - il peut être combiné
- Déjeuner: soupe à la crème de tomates (350 g) puis veau maigre (150 g) cuit au céleri (50 g), chicorée (40 g), paprika (80 g), champignons (60 g) et tomates (60 g) le tout arrosé de huile d'olive (10 g), plus deux pommes de terre bouillies (150 g)
- Thé de l'après-midi: fromage cottage avec ciboulette (200 g) et pousses de haricot mungo (20 g) plus pamplemousse (170 g)
- Dîner: omelette aux épinards (160 g) et salade ail, carottes et pommes (80 g)

3ème jour du régime diabétique

- Petit-déjeuner: deux tranches de pain pumpernickel (90 g), tartinées de fromage blanc (100 g), radis (30 g), vous pouvez boire du café au grain avec du lait 1,5%, du kiwi (100 g)
- 2ème petit déjeuner: poire (100 g) avec yaourt 1,5% (250 g) et muesli (50 g)
- Déjeuner: bortsch rouge (350 g) de poitrine de poulet sans peau (180 g) cuit aux courgettes (100 g) et tomates (250 g), plus huile d'olive (10 g), persil, aneth au lieu de pommes de terre gruau de sarrasin (80 g) .

- Thé de l'après-midi: jus de légumes (300 g)
- Dîner: thon en sauce (150 g), servi avec laitue (40 g), maïs (30 g), tomate (50 g)

4ème jour du régime diabétique

- Petit-déjeuner: œuf dur (100 g), un petit pain garni de céréales (70 g), enduit de beurre (10 g), plus radis (30 g), concombre (50 g), poire (150 g) et thé vert
- 2ème petit-déjeuner: salade de chou chinois, poivre et concombre petit sel (120 g)
- Déjeuner: soupe aux champignons (350 g) puis boulettes de morue (120 g) servies avec gruau d'orge (80 g), chou-fleur (80 g) et salade de concombre au yaourt (60 g)
- Thé de l'après-midi: fromage cottage 3% (150 g) avec graines de tournesol (20 g), graines de citrouille (20 g) et nectarine (100 g)
- Dîner: traitement (400 g), composé de: poitrine de poulet (130 g), poivron (45 g), courgettes (45 g), aubergines (45 g), champignons (45 g), tomates (45 g), céleri (45 g)

5ème jour du régime diabétique

- Petit-déjeuner: deux sandwichs de pain de grains entiers (60 g) servis avec par exemple du Bieluch (100 g), du concombre (40 g), de la ciboulette, du poivre (80 g) et une pomme (100 g)
- 2ème petit déjeuner: myrtille américaine (150 g) avec yogourt (150 g)
- Déjeuner: soupe de chou-fleur (350 g) puis paprika farci au paprika (400 g), poitrine de poulet (100 g), champignons (50 g), courgettes (40 g), oignon (20 g), céleri (50 g), plus choucroute (120 g) et huile d'olive (15 g)
- Thé de l'après-midi: salade d'ananas frais (50 g), pastèque (50 g), orange (50 g)
- Dîner: risotto à la viande de volaille et aux légumes (200 g)

CHAPITRE TROIS
FAQ sur le régime diabétique

Lorsqu'on vit avec le diabète, il est nécessaire de modifier son régime alimentaire pour mieux contrôler sa glycémie. Cependant, des doutes peuvent parfois surgir parmi tant d'options et faire des erreurs lors du choix. Voici quelques questions fréquemment posées sur l'alimentation en cas de diabète.

1. Les personnes atteintes de diabète devraient-elles consommer uniquement des produits légers?

Pas nécessairement. Léger ne signifie pas toujours sans sucre, c'est un terme utilisé pour indiquer que ces produits contiennent moins de calories que l'aliment de référence. Cependant, il peut s'agir de produits riches en graisses ou en sodium. La lumière n'est pas synonyme de libre ou sain.

2. Les produits légers peuvent-ils être consommés gratuitement?

Non, comme nous l'avons dit, la nourriture légère n'est pas synonyme de gratuité. Il est nécessaire de revoir les informations nutritionnelles du produit, car certaines peuvent être faibles en gras et pas nécessairement en calories et en glucides qui peuvent augmenter les taux de glucose.

3. Combien de litres d'eau dois-je boire et quand?

L'eau est recommandée pour être ingérée tout au long de la journée, pas à une seule heure de la journée et de préférence naturelle, l'idéal est de boire de petites gorgées et de consommer 1500 ml à 2000 ml tout au long de la journée pour maintenir une hydratation et un poids adapté.

4. Puis-je manger des sucreries et des desserts si je souffre de diabète?

Comme vous êtes diabétique, vous devrez modifier vos habitudes alimentaires pour obtenir un meilleur contrôle de votre glycémie. Parce que vivre avec le diabète ne signifie pas que vous devrez vous priver complètement de bonbons et de desserts. Vous pouvez les consommer en moins grande quantité, ou pour vos envies sucrées diabétiques, vous pouvez opter pour des options sans sucre, sans gras ou sans gluten. Une autre option consiste à les préparer à la maison avec des fruits. Tant que cela est fait avec modération et peu fréquent, tout ira bien. Nous proposons des options de sucreries et de desserts à faible teneur en calories, mais nous en répétons beaucoup sur une échelle de «modération».

5. Lorsqu'un produit dit «sans sucre», puis-je le consommer librement?

Même si un produit dit «sans sucre», il ne doit pas être consommé librement s'il contient des calories ou des glucides pour contrôler la glycémie.

Certains produits sont édulcorés avec du fructose au lieu du sucre de table, cependant, le fructose, comme le miel, est un édulcorant naturel. Une fois à l'intérieur du corps, ils sont convertis en glucose et, par conséquent, comme le sucre de table, ils augmentent le glucose dans le sang. Par conséquent, il est très important de lire ce que contient ce produit à la place du sucre.

En outre, il faut considérer qu'un produit peut être préparé sans sucre, mais il peut être riche en matières grasses, en sel ou en protéines.

6. Si je souffre de diabète, puis-je boire des jus de fruits?

Le fruit est un aliment recommandé et nécessaire. La meilleure façon de tirer parti des fibres et des vitamines contenues dans le fruit est de le consommer sans le liquéfier.De plus, lorsqu'il est liquéfié, le taux de glucose augmente plus rapidement car le fructose (qui est le sucre contenu dans le fruit) est absorbé plus rapidement. qui augmente la glycémie), en plus du fait que lorsque le fruit est liquéfié, la fibre qu'il apporte est perdue et il subit un processus d'oxydation. Par conséquent, il est préférable de manger le fruit mordu, non mélangé.

7. La farine d'avoine abaisse-t-elle le taux de glucose?

La farine d'avoine contient une bonne quantité de fibres qui aide le sucre dans les aliments à ne pas augmenter si rapidement contrairement aux aliments qui ne contiennent pas de fibres, cependant, l'avoine n'abaisse pas le taux de glucose pour être utilisée comme traitement de remplacement pour contrôler le diabète.

8. Le cactus aide-t-il à contrôler les niveaux de glucose?

Le nopal contient une bonne quantité de fibres et d'autres propriétés magnifiques qui en font un aliment très précieux, dans le cas du diabète, une grande quantité de fibres qu'il contient aide à retarder l'absorption des sucres et des graisses, ce qui contribue à améliorer les niveaux de glucose lorsqu'il est consommé. Pourtant, l'effet n'est pas à long terme, donc comme la farine d'avoine, il n'est pas recommandé jusqu'à présent comme traitement de substitution pour le contrôle du diabète.

CHAPITRE QUATRE

Recettes adaptées au diabète

Étoiles à la cannelle (convient également aux diabétiques)

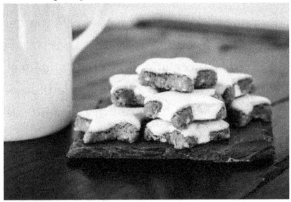

Ingrédients

- 200 g d'amandes (non pelées, râpées)
- 300 g de sucre glace
- 100 g de noix (râpées)
- 75 g d'arancini (finement hachés)
- 10 g de cannelle
- 1 pièce de blanc d'oeuf

Pour le glaçage au citron:

- 200 g de sucre glace
- 1 pièce de blanc d'oeuf
- 2 cuillères à soupe de jus de citron

préparation

1. Pour les étoiles à la cannelle, pétrir tous les ingrédients en une masse ferme et étaler env. 5 mm d'épaisseur.
2. Pour le glaçage au citron, tamiser le sucre glace, mélanger avec le blanc d'oeuf et le jus de citron jusqu'à épaississement, et réchauffer un peu au bain-marie.
3. Badigeonner la pâte de glaçage au citron. Découpez les étoiles à l'aide d'un emporte-pièce (diamètre 6 cm) et placez-les sur une plaque à pâtisserie tapissée de papier sulfurisé.
4. Cuire les étoiles de cannelle au four préchauffé à 150 ° C pendant environ 15 minutes.

Rouleaux de babeurre

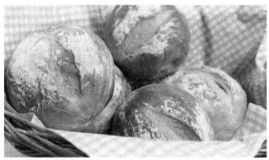

Ingrédients

- 250 g de farine de blé entier
- 200 g de farine de blé (fine)
- 1 paquet de germe
- 1 cuillère à soupe de sel
- 1 cuillère à soupe de graines de carvi
- 1/2 l de babeurre

- Saupoudrer:
- 10 g de graines de carvi

préparation

1. Pour mélanger la pâte pour les rouleaux de hamburger, mettez la farine et le blé broyé dans un bol à mélanger pour les combiner avec la levure. Prenez une petite casserole et placez-y un puits fin. Du sel, des graines et du babeurre seront ajoutés. Ensuite, pétrissez et massez pendant 4 minutes au réglage le plus élevé. Laisser lever la pâte, puis la mettre dans un endroit plus chaud pendant environ 40 minutes.

2. Pétrissez à nouveau bien la pâte et étalez-la en demi-lune. Laisser lever la pâte à pain pendant encore trente minutes. Brossez-vous les dents avec de l'eau tiède et saupoudrez de graines de carvi. Ensuite, il sera préférable de les cuire au four préchauffé à 200 ° C pendant environ 50 à 60 minutes.

Salade fermière styrienne au fromage de brebis

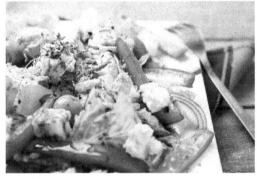

Ingrédients

- 100 g de salade verte (salade bummerl, lollo rosso etc.)
- 1 concombre (petit)
- 1 tomate
- 50 g de fromage de brebis
- 2 cuillères à café d'huile de pépins de courge
- 1 cuillère à soupe de vinaigre de vin
- 2 cuillères à soupe de graines de citrouille
- Persil (haché)
- Basilic (haché)
- sel
- poivre

Préparation

1. Divisez les salades lavées en petits morceaux. Coupez le concombre en morceaux d'environ 3 cm de long et salez légèrement. Lavez et coupez la tomate en tranches et coupez le fromage de brebis en dés. Mettez la salade dans un bol. Sel et poivre.
2. Faites rôtir les graines de citrouille dans une poêle enduite sans graisse jusqu'à ce qu'elles soient bien fermes et ajoutez-les avec les tomates, les herbes et le concombre.
3. Faites mariner avec du vinaigre de vin et de l'huile de pépins de courge et mélangez délicatement le tout.
4. Saupoudrer de fromage de brebis sur la salade.

Soupe de poisson aux oignons de printemps et piment

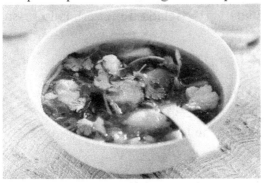

Ingrédients

- 600 g de filets de poissons mélangés (omble de fontaine, truite, bar, carpe etc.)
- 1 courgette
- 2 bâtonnets d'oignon nouveau
- 2 cosses chacune de piment vert et rouge
- 1 litre d'eau ou de bouillon de poisson
- 2 gousses d'ail
- 1 cuillère à soupe de poudre de paprika
- Sel poivre

préparation

1. Pour la soupe de poisson, coupez les filets de poisson désossés en bouchées et les courgettes en tranches en forme de croissant. 1 cm d'épaisseur.
2. Coupez les oignons nouveaux et les piments en diagonale en morceaux de 1 cm de long. Hachez finement l'ail.
3. Faites bouillir l'eau ou le bouillon de poisson dans une casserole. Ajouter le poisson, les courgettes, le piment et les oignons et porter à ébullition pendant

environ 3-4 minutes. Assaisonnez maintenant avec l'ail, la poudre de paprika, le sel et le poivre.

4. Versez la soupe de poisson chaude dans des bols préchauffés et servez.

Poitrine de poulet Diavolo

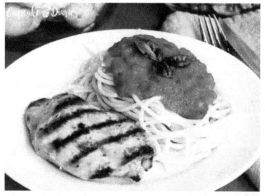

Ingrédients

- 2 poitrines de poulet (environ 400 g chacune, avec la peau)
- 1 cuillère à café de poivre de Cayenne (ou 1KL de peperoncino)
- 1 pincée de muscade (fraîchement râpée)
- 1 pincée de cannelle
- 4 gousses d'ail

- 2 brins de romarin
- 4 cuillères à soupe d'huile d'olive
- Soupe au poulet (à verser)
- Sel de mer (du moulin)

préparation

1. Mélangez l'huile d'olive, le sel de mer, le poivre de Cayenne, la muscade et la cannelle dans une marinade et badigeonnez les poitrines de poulet des deux côtés.
2. Placez les poitrines de poulet côté peau vers le bas dans une poêle chauffée et faites-les frire à feu moyen jusqu'à ce que la viande devienne blanche par le bas (et donc à travers).
3. Faites frire les gousses d'ail légèrement pressées et les brins de romarin dans la même poêle pour ajouter de la saveur. Dès que les poitrines sont presque complètement cuites, retournez-les et continuez à faire frire encore 1 à 2 minutes.
4. Retirez les gousses d'ail et le romarin. Soulevez les seins et coupez-les en deux. Versez un peu de soupe au poulet sur le rôti et laissez-le bouillir brièvement. Placez les poitrines de poulet sur des assiettes préchauffées et versez la sauce dessus (ne les versez jamais dessus) pour que la peau reste croustillante.

Filet de sandre au chou et betteraves

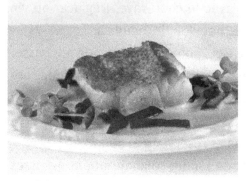

Ingrédients

- 600 g de filet de sandre (avec peau)
- 200 g de chou-rave
- 200 g de chou (frais)
- 2 cuillères à soupe de beurre
- 60 ml de vin blanc (sec)
- 250 ml de bouillon de légumes
- 1 cuillère à soupe de crème sure (jusqu'à 2)
- 1 branche (s) de thym
- Huile d'olive (meilleure qualité, pour la friture)
- sel
- Poivre (du moulin)
- Noix de muscade (moulue)
- Pâte de wasabi (ou raifort)
- 1 pincée de cumin (moulu)
- quelques jus de citron
- 2 cuillères à soupe de persil (fraîchement haché)

préparation

1. Pour le filet de sandre, râpez finement le chou et coupez le chou-rave en cubes d'environ 1/2 cm.

Faire fondre le beurre dans une casserole et y faire revenir le chou avec le chou-rave. Déglacer au vin blanc et verser le bouillon de légumes.

2. Assaisonner de sel, poivre et muscade et laisser mijoter environ 5 minutes. Incorporer la crème sure et réduire les légumes jusqu'à ce qu'ils soient crémeux. Enfin, assaisonner avec les graines de carvi et le jus de citron et réserver au chaud.

3. Coupez les filets de sandre soigneusement désossés en morceaux. Assaisonner de sel et de poivre et frotter vigoureusement avec la pâte de wasabi.

4. Faites chauffer l'huile d'olive dans une poêle et faites revenir les filets vigoureusement avec la peau vers le bas. Versez à plusieurs reprises sur les résidus de cuisson. Ajoutez la branche de thym et retournez les filets.

5. Disposer le chou et les betteraves sur des assiettes préchauffées. Déposer les filets de sandre sur les légumes et parsemer de persil frais.

Salade de concombre

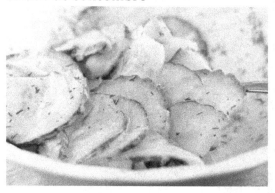

Ingrédients

- 1 concombre (grand ou 2 petits)
- vinaigre de vin blanc
- Huile végétale
- sel
- Poivre (du moulin)
- Poudre de paprika (noble sucré, au choix)
- 1 gousse (s) d'ail

préparation

1. Épluchez les concombres et coupez-les finement avec une tranche de concombre.
2. Saler le concombre et laisser reposer 10 à 20 minutes.
3. Alors exprimez-le bien.
4. Faites une marinade avec du vinaigre, de l'huile, de l'ail écrasé et du poivre, incorporez le concombre et servez saupoudré de poudre de paprika si vous le souhaitez.

Asperges blanches enrobées de jambon

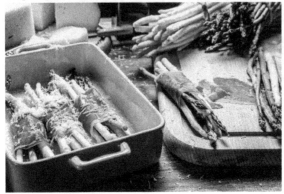

Ingrédients

- 12 bâton (s) d'asperges (blanches)
- 12 tranche (s) de jambon (au choix)
- 8 tomates cerises
- 100 g de mozzarella
- sel
- poivre
- Huile (votre choix)
- Salade (au choix, marinée)

préparation

1. Lavez et épluchez les asperges, cassez les parties ligneuses inférieures. Cuire à la vapeur à 100 ° C pendant environ 10 à 15 minutes jusqu'à ce qu'elles soient al dente. Si vous n'avez pas de cuiseur vapeur, préparez les asperges de manière traditionnelle.

2. En attendant, faites mariner la salade de votre choix.

3. Blanchissez les tomates et coupez-les en petits cubes. Coupez également la mozzarella en petits cubes.

4. Trempez brièvement les tiges d'asperges cuites et enveloppez-les d'un morceau de jambon.
5. Avant de servir, mettre la laitue marinée dans une assiette, déposer les asperges sur le dessus et décorer avec les tomates et les cubes de mozzarella.
6. Arroser d'huile de haute qualité de votre choix et saupoudrer de sel et de poivre si nécessaire.

Carpaccio de boeuf sauce moutarde

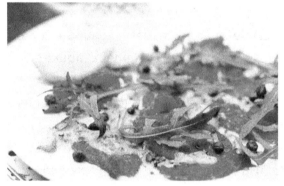

Ingrédients
- 70-100 g de rôti de poumon de bœuf
- 1 cuillère à soupe d'huile d'olive
- 1 cuillère à café de moutarde de Dijon
- 1 giclée de jus de citron
- sel
- poivre
- Huile d'olive (pour le papier d'aluminium au besoin)
- Parmesan (jeune, pour trancher)
- Salade de roquette (salade marinée ou frisée pour la garniture)

- Pour la sauce moutarde:
- 1 cuillère à soupe de mayonnaise (légère)
- 1 cuillère à café de moutarde de Dijon

préparation

1. Pour le carpaccio de bœuf sauce moutarde, envelopper le rôti de poumon de bœuf dans du papier d'aluminium, le congeler légèrement et le couper finement avec une trancheuse avant de servir. Répartir l'huile d'olive et la moutarde de Dijon en cercle sur une assiette. Saupoudrer ou arroser de sel, de poivre fraîchement moulu et un peu de jus de citron sur le dessus.

2. Placez ensuite les fines tranches de filet de manière décorative sur les palais assaisonnés. Pour la sauce à la moutarde, mélanger la mayonnaise avec la moutarde jusqu'à consistance lisse. Verser dans un steak (avec une ouverture fine) en papier sulfurisé et saupoudrer décorativement sur le carpaccio. Trancher le parmesan sur le dessus. Garnir de roquette marinée ou de salade frisée.

Aubergines frites avec tartinade de feta

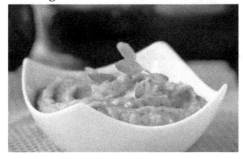

Ingrédients

- 1 aubergine
- 2 cuillères à soupe d'huile d'olive
- sel
- poivre

Pour la pâte à tartiner à la feta:

- 250 g de fromage de brebis (grec)
- 7 cuillères à soupe d'huile d'olive
- 4 cuillères à soupe de graines de citrouille (rôties, hachées finement)
- 2 bout (s) d'ail
- 5 cuillères à soupe de basilic
- sel
- poivre

préparation

1. Lavez les aubergines et coupez-les en tranches. Faire frire des deux côtés dans l'huile d'olive, puis assaisonner de sel et de poivre. Servir avec une tartinade de feta et une salade verte.

Pâte à tartiner Feta:

2. écraser le fromage de brebis avec une fourchette et incorporer l'huile d'olive jusqu'à consistance lisse. Hachez finement les graines de citrouille, l'ail et le basilic et mélangez. Assaisonnez au goût avec du sel et du poivre. Garnir de feuilles de basilic et de graines de citrouille entières rôties.

Crème de jambon asiatique

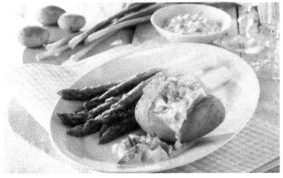

Ingrédients

- 100 g de mangue
- 100 g d'ananas
- 100 g de jambon (maigre)
- 100 g de fromage blanc
- 1 pincée de curry en poudre
- poivre

préparation

1. Pour la crème de jambon asiatique, coupez le jambon, la mangue et l'ananas en cubes et placez-les dans un bol.
2. Ajouter le fromage blanc et réduire en purée finement avec le mélangeur à main.
3. Assaisonner la crème de jambon asiatique avec la poudre de curry et le poivre.

Rouleaux de pâte feuilletée aux tomates et basilic

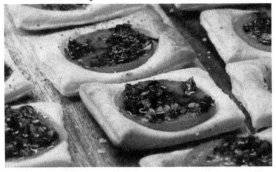

Ingrédients

- 200 g de pâte feuilletée
- 200 g de tomates (pelées, coupées en dés)
- 4 tomates (séchées)
- 1 gousse (s) d'ail
- 1 cuillère à soupe d'huile d'olive
- 1 cuillère à soupe de basilic (haché)
- sel
- poivre
- Tabasco

préparation

1. Pour les rouleaux de pâte feuilletée aux tomates et basilic, épluchez et hachez finement l'ail et faites-le griller brièvement dans l'huile d'olive. Ajouter les tomates en dés, couper les tomates séchées en petits morceaux et incorporer. Ajouter le basilic, assaisonner de sel, poivre et Tabasco et laisser refroidir.

2. Étalez la pâte feuilletée finement, étalez la garniture et roulez-la. Couper en morceaux d'env. 2 cm d'épaisseur.
3. Déposer sur une plaque à pâtisserie tapissée de papier sulfurisé et
4. cuire au four préchauffé à 180 ° C pendant environ 15 minutes jusqu'à coloration dorée.

Pot à tartiner de chèvre aux morceaux d'abricot

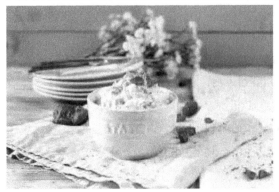

Ingrédients
- 1 oignon (petit, rouge)
- 5 abricots (séchés)
- 2 cuillères à soupe de graines de tournesol
- 250 g de caillé de chèvre
- 50 g de lait acidophilus
- 1 cuillère à soupe de miel d'acacia
- sel
- poivre de Cayenne
- 2 cuillères à soupe de ciboulette

préparation

1. Pour la pâte à tartiner de chèvre, coupez les abricots en petits cubes, faites revenir légèrement les graines de tournesol.
2. Mélanger le caillé de chèvre avec le lait acidophilus et le miel d'acacia jusqu'à consistance lisse, assaisonner de sel et de poivre de Cayenne.
3. Incorporez l'oignon haché, les cubes d'abricot et la ciboulette hachée dans le mélange et assaisonnez au goût.
4. Mettez le pot de chèvre fini dans un petit pot et saupoudrez de graines de tournesol hachées.

Muffins au parmesan et basilic

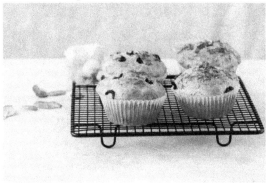

Ingrédients
- 1 oeuf
- 75 g de farine de blé entier
- 1/2 cuillère à café de levure chimique
- 200 g de fromage cottage
- 4 cuillères à soupe de parmesan (râpé)

- 2 cuillères à soupe de basilic frais (grossièrement haché)
- 1 cuillère à soupe de margarine

préparation

1. Pour les muffins au parmesan et au basilic, mélanger le tout et placer dans 4 moules à muffins.
2. Enfourner 20 minutes à 200 ° C.
3. Servir avec des fruits frais coupés.

Pain au maïs mexicain

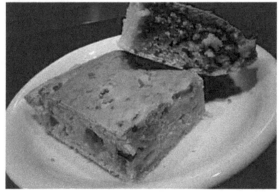

Ingrédients

- 2 piments rouges
- 6 jalapeños (verre)
- 50 g de beurre
- 200 g de farine de blé entier
- 1 sachet de levure chimique
- sel
- 325 g de gruau de maïs
- 500 ml de babeurre

- 50 g de miel liquide
- 2 oeufs
- 1 cuillère à soupe d'huile de colza

Etapes de préparation

1. Couper les piments en deux dans le sens de la longueur, épépiner, laver et hacher.
2. Hachez finement les piments jalapeños. Faites fondre le beurre et laissez-le refroidir un peu.
3. Tamisez la farine, la levure chimique et 1 cuillère à café de sel dans un bol et mélangez avec le gruau de maïs.
4. Mélangez le babeurre, le miel, les œufs et le beurre fondu.
5. Ajouter à la farine avec les piments et les jalapeños et mélanger le tout dans une pâte lisse.
6. Badigeonner d'huile un moule à pain de 30 cm de long et ajouter la pâte. Cuire au four préchauffé sur la 2ème grille à partir du bas sur une grille de four à 180 ° C (four ventilé: 160 ° C, gaz: niveau 2–3) pendant 35–40 minutes.
7. Laisser refroidir le pain de maïs dans le moule pendant 10 minutes, puis le retourner sur une grille et le laisser refroidir complètement. Le pain de maïs a un goût simplement enduit de beurre, mais il accompagne également bien les piments et les ragoûts.

Casserole aux pois chiches et épinards

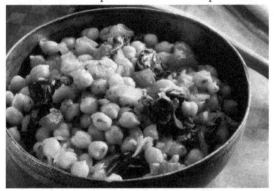

Ingrédients

- 350 g de pois chiches séchés
- 300 g d'épinards en feuilles surgelés
- 2 gros oignons
- 2 gousses d'ail
- 6 tomates mûres
- 2 branches de romarin
- 2 cuillères à soupe d'huile d'olive
- 1 cuillère à soupe de sirop d'agave
- 2 feuilles de laurier
- 1 pincée de poudre de chili
- cumin
- sel

Préparation

1. Faites tremper les pois chiches dans beaucoup d'eau pendant la nuit.
2. Le lendemain, versez l'eau de trempage, portez les pois chiches à ébullition dans le double de la quantité d'eau et laissez mijoter environ 35 minutes à feu doux jusqu'à ce qu'ils soient tendres.
3. En attendant, laissez les épinards décongeler.
4. Épluchez et coupez les oignons en deux et coupez-les en petits cubes. Épluchez et hachez l'ail. Faire bouillir les tomates avec de l'eau bouillante, rincer à l'eau froide, peler, couper en deux, évider et couper en dés. Lavez le romarin, secouez et épilez les aiguilles.
5. Égouttez les pois chiches en récupérant le liquide.
6. Faites chauffer l'huile et le sirop d'agave dans une grande casserole. Cuire à la vapeur les oignons et l'ail à feu moyen jusqu'à ce qu'ils soient translucides. Ajouter les pois chiches avec un peu de liquide au besoin, le romarin, les feuilles de laurier, le piment en poudre et le cumin et laisser mijoter à feu doux pendant 15 minutes.
7. Ajouter les tomates et les épinards, laisser mijoter encore 15 minutes. Assaisonner avec du sel et servir.

Salade de pommes de céleri

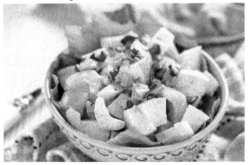

Ingrédients

- 1 céleri-rave
- 2 petites pommes boskop
- 2 cuillères à soupe de jus de citron
- 1 cuillère à café de vinaigre de cidre de pomme
- 1 cuillère à café d'huile de noix
- 2 cuillères à soupe de flocons d'amande
- 2 succursales
- persil

Préparation

1. Lavez la pomme, coupez-la en deux, retirez le cœur. Épluchez le céleri, éliminez les points durs, râpez grossièrement les deux. Mélangez le jus de citron avec le vinaigre et l'huile, mélangez à la salade.

2. Faites frire les amandes dans une poêle sans matière grasse, saupoudrez-les. Cueillez finement les feuilles de persil et saupoudrez-les également.

CHAPITRE CINQ

Cuisson pour les diabétiques

Gâteau au chocolat fin avec pâte brisée

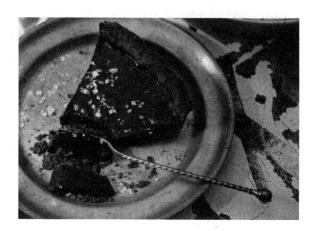

Ingrédients

- 185 g de farine d'épeautre complète
- 25 g de cacao en poudre fortement déshuilé
- 1 pincée de sel
- 35 g de sucre de canne brut
- 110 g de beurre
- 1 glace
- légumineuse pour cuisson à l'aveugle
- 350 g de chocolat noir 70% de cacao
- 175 ml de crème fouettée
- 2 jaunes d'oeufs
- fleur de sel à saupoudrer

Etapes de préparation

1. Mélangez la farine et ajoutez le cacao en poudre, le sel et le sucre. Ajoutez 90 g de beurre et un œuf de taille moyenne et faites une pâte onctueuse et crémeuse avec vos mains. Couvrir d'une pellicule plastique pendant 30 minutes.

2. Abaissez votre pâte sur une surface farinée et utilisez-la pour tapisser une feuille de beurre dans la casserole si nécessaire. Tenez les légumineuses sous le fond plusieurs fois avec une fourchette, couvrez de papier sulfurisé et posez les extrémités pour faire un coyote de style légumineuse. Lors de la cuisson, allumez un four léger préchauffé jusqu'à ce que la température du four ventilé ou que le niveau de gaz ait été déterminé, 25-30 minutes à haute température dans le four pour du pain croustillant. Ensuite, retirez-le, retirez soigneusement le papier et les arachides et laissez refroidir.

3. En attendant, en attendant, hachez grossièrement le chocolat et faites-le fondre au bain-marie.Sortez 2 cuillères à soupe, placez-le sur le fond et étalez-le uniformément avec un pinceau. Réfrigérer environ 15 minutes pour faire la compote de pommes.

4. Ajouter la crème à la plus grande barre de chocolat en plus de la plus petite barre de chocolat. Ajoutez d'abord les jaunes d'œufs, les uns après les autres, puis remuez. Continuez à ajouter les morceaux de beurre restants et continuez à remuer. Saupoudrez

la crème médicinale sur le sol et laissez reposer pendant au moins deux heures.

5. Saupoudrer du sel de mer le plus fin pour servir.

Pains aux noix de quark

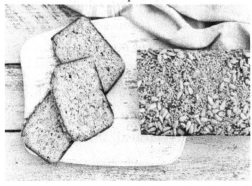

Ingrédients

- 110 g d'huile d'olive pour les pots en terre cuite
- 300 g de farine d'épeautre complète
- 300 g de farine de seigle complète
- ¼ cuillère à café d'anis moulu
- ¼ cuillère à café de fenouil en poudre
- ¼ cuillère à café de graines de carvi moulues
- ¼ cuillère à café de coriandre moulue
- 2 cuillères à café de levure chimique
- 250 g de fromage blanc faible en gras
- 180 ml de lait (3,5% de matière grasse)
- 2 oeufs
- 1 cuillère à soupe de sel
- 80 g de noyaux de noix hachés

Etapes de préparation

1. Tamisez les deux types de farine dans un bol avec un mélange de levure chimique et d'épices. Une fois que vous avez ajouté du fromage blanc au mélange, ajoutez 150 ml de lait, des œufs et 100 ml d'huile et de sel. Mélangez tous les ingrédients dans une pâte à l'aide du batteur à main, comme un mélangeur Kitchen Aid. Si la farine ne suffit pas, ajoutez un peu plus de farine.

2. Placez les noix sur un morceau de papier sulfurisé fariné et pétrissez-les dans la pâte. Divisez la pâte en trois pour un maximum de croustillant. Façonnez la pâte en boules, puis avec les mains graissées, formez la pâte en boules. Appliquez la crème sur le reste du lait. Dans une casserole en fonte bien assaisonnée, placez de l'eau au fond et placez-la dans un four préchauffé avec la convection et le gaz au niveau 3. Après un court moment, baissez le feu et continuez la cuisson un peu plus longtemps pour vous assurer qu'il y a assez d'humidité dans la viande.

3. Après la cuisson, retirez le gâteau du four et laissez-le refroidir pendant un court laps de temps.

Macarons aux noisettes à faible teneur en glucides

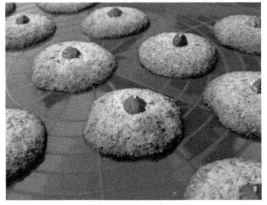

Ingrédients

- 3 oeufs
- 1 cuillère à café de jus de citron
- 100 g de sucre en poudre de bouleau fin (xylitol)
- ½ gousse de vanille
- 250 g de noyaux de noisettes moulues
- ½ cuillère à café de cannelle

Etapes de préparation

1. Séparez les œufs (utilisez les jaunes d'œufs dans le cas contraire). Battez les blancs d'œufs avec le jus de citron dans un bol avec le fouet du batteur à main jusqu'à ce qu'ils soient mousseux, versez progressivement le xylitol et battez le mélange jusqu'à ce qu'il ait une pointe.
2. Couper la gousse de vanille en deux dans le sens de la longueur et gratter la pulpe avec un couteau. Mélangez les noisettes avec la pulpe de vanille et la cannelle et incorporez-les à la chantilly.

3. Versez le mélange dans une poche à douille avec une grande buse perforée et versez de petits points sur une plaque à pâtisserie tapissée de papier sulfurisé. Cuire au four préchauffé à 160 ° C (convection 140 ° C; gaz: réglage 1–2) pendant 15–20 minutes.
4. Retirer, retirer de la plaque à pâtisserie avec le papier sulfurisé et laisser refroidir.

Tresse de levure d'épeautre complète

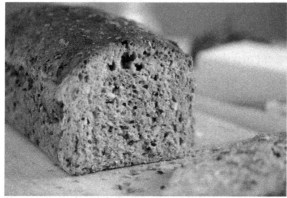

Ingrédients
- ½ cube de levure
- 300 ml de lait (1,5% de matière grasse)
- 3 cuillères à soupe de miel
- 1 oeuf
- 1 pincée de sel
- 550 g de farine d'épeautre complète
- 50 g de beurre à température ambiante

Etapes de préparation

1. Dissoudre la levure dans le lait. Incorporer le miel, l'œuf et le sel.
2. Incorporer la farine. Travaillez dans du beurre et, si nécessaire, ajoutez un peu plus de farine ou de lait.
3. Pétrissez la pâte pendant 10 minutes et remettez-la dans le bol. Couvrir ensuite et laisser lever dans un endroit chaud et à l'abri des courants d'air pendant env. 45 minutes jusqu'à deux fois la taille.
4. Pétrissez à nouveau la pâte, divisez-la en 3 morceaux égaux et façonnez les morceaux en rouleaux d'environ 50 cm de long. Utilisez-le pour faire une tresse sur un plan de travail légèrement fariné. Appuyez bien les extrémités ensemble.
5. Placer la levure entière tressée sur une plaque à pâtisserie tapissée de papier sulfurisé, couvrir et laisser lever encore une minute dans un endroit chaud et à l'abri des courants d'air.
6. Placer un récipient allant au four avec de l'eau bouillante au fond du four et cuire la tresse de levure d'épeautre à grains entiers dans un four préchauffé à 180 ° C (chaleur haut / bas) pendant environ 40 minutes. Après environ 20 minutes, couvrez d'un morceau de papier sulfurisé pour qu'il ne devienne pas trop sombre.

- Bâtonnets de ciabatta aux olives

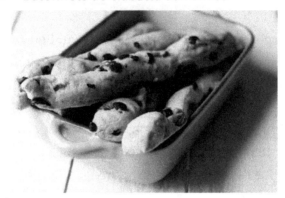

Ingrédients
- 125 g d'olives vertes (sans noyaux)
- 125 g d'olives noires (sans noyaux)
- 150 g de tomates séchées au soleil
- ½ cube de levure
- 520 g de farine d'épeautre complète
- ½ cuillère à café de sel
- 1 cuillère à café de miel
- 3 cuillères à soupe d'huile d'olive

Etapes de préparation
1. Hachez les olives et les tomates séchées au soleil. Dissoudre la levure dans 350 ml d'eau tiède.
2. Transformez la levure dissoute, 500 g de farine, le sel et le miel avec le crochet pétrisseur d'un batteur à main pour obtenir une pâte lisse. Incorporer 2 cuillères à soupe d'huile d'olive, puis incorporer les olives et les tomates.

3. Secouez le bol contenant la pâte, versez l'huile dans le bol et mélangez les deux, puis laissez la pâte lever dans le bol et remettez-la au four pour cuire.

4. Saupoudrer généreusement la pâte de farine très fine sur un plan de travail bien fariné et façonner la pâte en disque. Faites tremper les haricots pendant une heure et demie, puis mettez-les dans un bol, en pressant l'eau supplémentaire avec vos mains, et hachez-les finement sans les pétrir de manière à ce qu'ils mesurent environ 1/4 de pouce de diamètre. Placez les morceaux de forme rectangle sur une plaque à pâtisserie, tapissée de papier sulfurisé, en laissant suffisamment d'espace entre chaque morceau vertical. Placer la pierre prête à cuire en profondeur dans une casserole au-dessus d'une flamme chaude dans un four préchauffé à 200 ° C (convection 180 ° C; gaz: niveau 3).

Biscuits sablés au chocolat

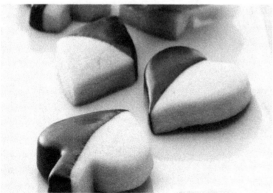

Ingrédients
- 220 g de beurre

- 10 ml de Kandisin (liquide)
- 1 cuillère à soupe de cacao en poudre (non sucré)
- 1 gousse de vanille
- 1 oeuf
- 300 g de farine
- 200 g de couverture diabétique
- 150 g de confiture d'abricot diabétique (ou autres garnitures)

préparation

1. Pour les biscuits sablés au chocolat, mélanger le beurre avec les bonbons de roche, la pulpe de vanille et le cacao en poudre jusqu'à ce qu'ils soient mousseux, ajouter l'œuf et incorporer la farine.

2. Versez le mélange dans une poche à douille avec une buse perforée et habillez-le sur un plat graissé et fariné et faites cuire jusqu'à ce qu'il soit jaune doré à 180 ° C.

3. Assembler avec de la confiture d'abricots et décorer de couverture.

Omelette au chèvre et basilic

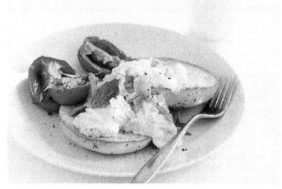

Ingrédients

- 4 œufs)
- sel
- poivre
- 200 g de fromage (chèvre)
- 2 cuillères à soupe de basilic (grossièrement haché)
- 60 g de beurre

préparation

1. Pour l'omelette au chèvre, battre les œufs dans un bol, assaisonner de sel et de poivre et bien fouetter le tout. Couper le fromage de chèvre en cubes et mélanger avec les œufs avec le basilic fraîchement haché.

2. Faites chauffer la moitié du beurre dans une casserole, versez la moitié du mélange d'œufs et remuez la casserole pour que le mélange soit uniformément réparti. Réduisez un peu le feu. Laissez l'omelette prendre lentement, pliez-la au milieu et disposez-la sur une assiette préchauffée.

3. Préparez et servez la deuxième omelette au chèvre de la même manière.

Étoiles à la cannelle et au chocolat

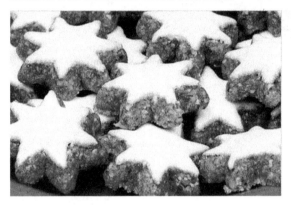

Ingrédients

- 75 g de beurre
- 190 g de farine
- 2 œufs
- 1 cuillère à soupe de bonbons de roche (liquide)
- cannelle
- 1 jaune d'oeuf
- 200 g de confiture de cassis diabétique (filtrée)
- 200 g de chocolat diabétique

préparation

1. Pour les étoiles à la cannelle, transformez le beurre avec la farine et les 2 œufs en une pâte lisse. Assaisonner avec le liquide KANDISIN et la cannelle. Laisser reposer au réfrigérateur pendant 1 heure.

2. Etalez ensuite la pâte de 3 mm d'épaisseur, découpez les biscuits avec un emporte-pièce et badigeonnez de jaune d'oeuf. Faites-les cuire sur une plaque graissée à 200 ° C pendant environ 10 minutes jusqu'à ce qu'elles soient jaunes d'or. Badigeonner la moitié des étoiles de confiture et les assembler.
3. Trempez la moitié des étoiles à la cannelle dans du chocolat diabétique.

Pastilles de chocolat aux arachides

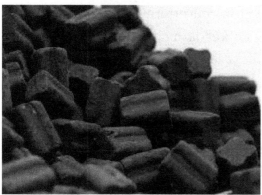

Ingrédients
- 1 pâte brisée (pâte à biscuits selon la recette de base)
- 50 g de noyau d'arachide (rôti et salé)
- 100 g de couverture de chocolat noir
- 50 g de beurre d'arachide (croquant)
- gros sel de mer

Préparation

1. Tout d'abord, vous devez suivre la recette de base pour préparer la pâte. Recherchez sous l'onglet «Recette» ou vous trouverez le lien vers la recette pour faire de la «pâte à biscuits» sous l'onglet «Recommandation de produit».

2. Étalez la pâte brisée et coupez les diamants avec un couteau bien aiguisé. Placer les diamants sur une plaque à pâtisserie tapissée de papier sulfurisé et cuire au four préchauffé à 180 ° C (four ventilé 160 ° C; gaz: niveau 2–3) pendant 10–12 minutes jusqu'à ce qu'ils soient dorés. Sortez et laissez refroidir.

3. Hachez grossièrement les arachides. Hachez grossièrement la couverture et faites-la fondre au bain-marie. Retirer la moitié de la couverture et incorporer les cacahuètes.

4. Mettez deux diamants avec une cuillerée de couverture aux arachides et laissez refroidir un peu les biscuits aux arachides.

5. Décorez les diamants d'une cuillerée de couverture et saupoudrez d'arachides et de sel. Refroidissez les biscuits aux arachides jusqu'à ce que la couverture soit prise.

CHAPITRE SIX

Recettes de légumes pour les diabétiques

Salade de concombre avec vinaigrette à l'huile et au vinaigre

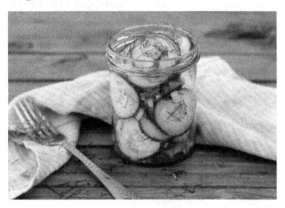

Ingrédients

- 1 concombre de taille moyenne environ 750g
- 3 cuillères à soupe d'huile d'olive
- 2 cuillères à soupe de vinaigre de vin blanc
- sel
- 1 cuillère à café de miel
- poivre
- 1 oignon moyen
- ½ frette aneth

Etapes de préparation

1. Lavez le concombre, râpez-le et coupez-le ou coupez-le en fines tranches.

2. Mélangez l'huile d'olive avec le vinaigre, le sel, le miel et le poivre.
3. Coupez l'oignon en très petits morceaux et coupez-le en dés. Nettoyez et séchez un oignon, hachez-le et placez-le dans la vinaigrette. Nous devons ajouter les deux à la salade et la mélanger.
4. Les tranches de concombre doivent être mélangées à la vinaigrette avant de servir.

Salade de fenouil au pamplemousse

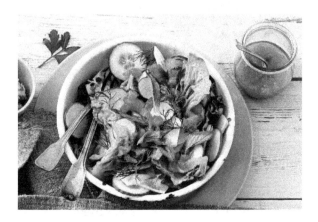

Ingrédients

- 4 bulbes de fenouil
- 2 pamplemousses
- 4 cuillères à soupe d'huile de sésame
- 1 pincée de sucre de canne brut
- 2 cuillères à soupe de vinaigre de vin rouge
- sel
- poivre
- flocons de piment

- 30 g de noix

Etapes de préparation

1. Lavez soigneusement le fenouil, coupez-le en deux, égouttez les pommes de terre et mettez les feuilles de fenouil de côté. Couper ou trancher le fenouil en fines lanières et placer dans un bol.

2. Épluchez soigneusement le pamplemousse avec un couteau. Découpez la pulpe entre les membranes de séparation; Coupez les filets en morceaux et réservez. Pressez le reste du pamplemousse et ajoutez le jus au fenouil.

3. Ajouter l'huile de sésame, le sucre brut et le vinaigre de vin rouge au fenouil et assaisonner avec du sel, du poivre et des flocons de piment. Pétrissez tout vigoureusement avec vos mains. Ajouter le pamplemousse et laisser infuser 10 minutes.

4. Pendant ce temps, rôtir les noix dans une poêle sans matière grasse à feu moyen, les retirer et les hacher grossièrement. Hachez également grossièrement les feuilles de fenouil.

5. Remplissez la salade de fenouil dans quatre bols et versez-y les feuilles de fenouil et les noix.

Soupe aux tomates à l'italienne

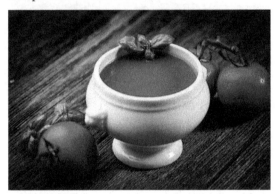

Ingrédients

- 400 g de tomates (5 tomates)
- ½ oignon
- 1 gousse d'ail
- 2 cuillères à soupe d'huile d'olive
- 1 cuillère à café d'origan
- 100 ml de bouillon de légumes
- 1 cuillère à café de concentré de tomate
- 1 feuille de laurier
- sel
- poivre
- 2 tiges de basilic
- ½ cuillère à café de vinaigre balsamique

Etapes de préparation

1. Faire bouillir les tomates avec de l'eau chaude, rincer à l'eau froide, les éplucher, les couper en deux et couper la pulpe en cubes.
2. Épluchez l'oignon et l'ail et hachez-les finement. Faites chauffer 1 cuillère à soupe d'huile dans une casserole. Cuire les oignons et l'ail à la vapeur

jusqu'à ce qu'ils soient translucides. Ajoutez l'origan. Incorporer les tomates et la pâte de tomates. Versez le bouillon de légumes et ajoutez le laurier, le sel et le poivre. Porter la soupe à ébullition et laisser mijoter à couvert pendant environ 5 minutes.

3. Lavez le basilic et secouez-le. Coupez les feuilles en fines lanières.

4. Retirer la feuille de laurier, réduire la soupe en purée avec un mélangeur à main, puis assaisonner avec du vinaigre balsamique. Répartir le basilic haché sur le dessus et mélanger en une portion. Versez le reste de l'huile d'olive sur la soupe et servez aussitôt.

Salade aux tomates colorées

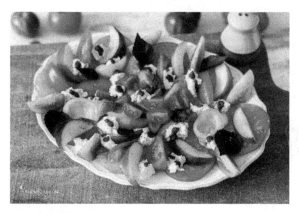

Ingrédients

- 250 g de laitue mélangée (ex: lollo rosso, jeunes épinards et feuilles de blettes, roquette, capucine)

- 400 g de tomates cerises mélangées (rouges, orange, jaunes et vertes)
- 4 cuillères à soupe d'huile d'olive
- 2 cuillères à soupe de vinaigre balsamique blanc
- sel
- poivre

Etapes de préparation

1. Triez la laitue, lavez, nettoyez et essorez. Lavez les tomates, égouttez-les et coupez-les en deux ou en quatre, au choix.
2. Mélangez la laitue avec les tomates et disposez dans un bol. Pour une vinaigrette, incorporer l'huile, le vinaigre, le sel et le poivre, saupoudrer de salade et servir

Salade de courgettes aux tomates

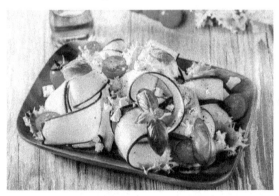

Ingrédients

- 500 g de courgettes
- 2 avocats
- 2 cuillères à soupe de jus de citron vert
- 5 tomates

- 10 g d'aneth (0,5 bouquet)
- 4 cuillères à soupe d'huile d'olive
- 3 cuillères à soupe de vinaigre de riz
- 2 cuillères à soupe de sauce soja
- sel
- poivre
- 1 pincée de poudre de chili
- 3 cuillères à soupe de sésame noir
- 1 citron vert bio

Etapes de préparation

1. Lavez et nettoyez les courgettes. Utilisez un coupe-spirale pour couper en fines lanières de spaghetti. Couper en deux, évider et éplucher les avocats et couper la pulpe en dés env. 2 cm. Arroser de jus de citron vert. Lavez les tomates, coupez-les en deux et coupez la tige. Retirez les pépins et coupez la pulpe en dés. Lavez l'aneth et secouez. Cueillir les pointes et les hacher finement. Mélangez les spaghettis aux courgettes avec les cubes d'avocat, les tomates et l'aneth. Mélangez l'huile, le vinaigre et la sauce soja avec les légumes. Assaisonner au goût avec du sel, du poivre et du piment.

2. Répartir les spaghettis aux courgettes sur 4 assiettes et saupoudrer de graines de sésame. Lavez le citron vert à l'eau chaude, séchez-le et coupez-le en quartiers. Garnir de spaghettis aux courgettes.

Salade verte

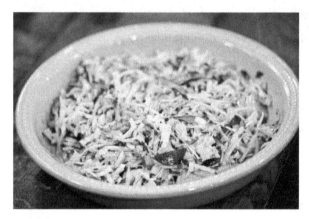

Ingrédients

- 2 chou-rave aux feuilles tendres
- 1 brocoli
- 5 cuillères à soupe d'huile d'olive
- 30 g de graines de citrouille (2 cuillères à soupe)
- sel
- poivre
- 1 branche de thym
- 1 citron (jus)
- 1 cuillère à café de moutarde à l'ancienne
- 1 cuillère à café de miel
- 15 g de câpres (1 cuillère à soupe; verre)

Etapes de préparation

1. Nettoyez, lavez, épluchez et coupez le chou-rave en fines tranches. Lavez les feuilles de chou-rave, retirez les nervures épaisses des feuilles et coupez les feuilles en lanières. Nettoyez et lavez le brocoli, coupez la tige, épluchez-le et coupez-le en fines

tranches, coupez le brocoli restant en petits fleurons.

2. Chauffer environ 1/4 tasse d'huile dans une poêle. Porter à ébullition vigoureuse une casserole de brocoli haché et braiser les morceaux pendant quelques minutes. Ajouter les graines de citrouille, le chou-rave et l'oignon dans la casserole et remuer pendant encore trois minutes. Assaisonnez avec ces épices dans l'ordre. Apportez les hamburgers sur l'assiette et posez les tranches de chou-rave dessus.

3. Pour la vinaigrette, prenez le thym et lavez-le bien, puis séchez-le et retirez les feuilles. Garnir l'huile d'olive restante avec le jus de citron, la moutarde, le miel, le thym et un peu d'assaisonnement (sel et poivre). Ajouter les câpres hachées au plat. Saupoudrez les ingrédients ensemble et remuez, puis mélangez.

Paprika au fromage cottage

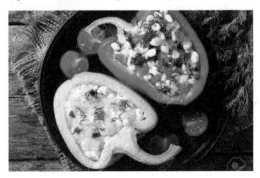

Ingrédients

- 50 g d'oignons rouges (1 oignon rouge)
- ½ petit citron (jus)
- 150 g de fromage à la crème granuleux (0,8% de matière grasse)
- 150 g de fromage blanc faible en gras
- ½ cuillère à café de curry doux
- sel
- 1 pincée de poivre de Cayenne
- 300 g de petit poivron jaune (2 petits poivrons jaunes)
- 300 g de petit poivron rouge (2 petits poivrons rouges)
- 4 tiges d'aneth
- 20 g de pignons de pin (1 cuillère à soupe remplie)

Etapes de préparation

1. Épluchez les oignons et coupez-les en petits morceaux. Mélanger le jus de citron avec le fromage à la crème, le fromage blanc faible en gras et 3 à 4 cuillères à soupe d'eau dans un bol jusqu'à

consistance lisse. Incorporez l'oignon. Assaisonner au goût avec du curry, du sel et du poivre de Cayenne.

2. Couper en deux, épépiner et laver les poivrons. Lavez l'aneth, secouez et hachez. Faire griller les pignons de pin sans matière grasse dans une poêle à feu moyen.

3. Remplissez les moitiés de poivron avec le mélange de fromage cottage et servez saupoudré d'aneth et de pignons de pin.

Salade de saucisses d'été

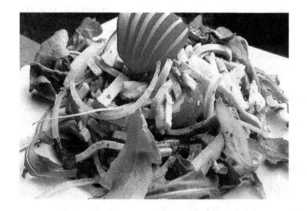

Ingrédients

- 100 g de jambon (ou saucisse fine extra)
- 3 cuillères à soupe de vinaigre de vin blanc
- 3 cuillères à soupe d'huile d'olive
- un radis
- Oignons de printemps (au goût)
- Laitue aux feuilles de chêne (au goût)
- 1/2 oignon (rouge)

- sel
- Poivre (du moulin)
- Herbes (hachées, pour la garniture)

préparation

1. Pour une salade de saucisses d'été, coupez environ un tiers des tranches de saucisse en lanières. Placez les tranches de saucisse restantes sur une assiette. Mélangez une marinade avec le vinaigre, le sel, le poivre fraîchement moulu et l'huile d'olive. (Si le vinaigre est trop acide, adoucissez-le avec un peu de sucre, bien que la marinade soit un peu plus acide.) Nettoyez la salade de feuilles de chêne, coupez les radis et les oignons nouveaux en fines tranches.

2. Mélangez le tout avec une partie de la marinade et disposez sur les tranches de saucisse. Étalez le reste de la marinade sur la saucisse. Répartir des lanières de saucisse sur la salade. Saupoudrer de poivre fraîchement moulu. Coupez l'oignon rouge en fines tranches et garnissez-en la salade de saucisses. Décorez avec des herbes hachées.

Salade à l'ail sauvage et à l'avocat

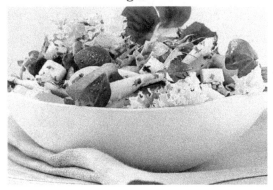

Ingrédients

- 40 g d'ail sauvage
- 200 g de fromage de chèvre frais
- 2 cuillères à soupe de crème fouettée
- 1 pc d'avocat
- 1 cuillère à café de jus de citron
- 1 cuillère à soupe d'huile d'olive
- sel
- Poivre (noir)
- Feuilles de pissenlit (pour saupoudrer)

préparation

1. Pour la salade d'ail sauvage et d'avocat, laver, sécher et hacher finement l'ail sauvage. Mélanger le fromage à la crème de chèvre et la crème fouettée au batteur jusqu'à consistance lisse. Incorporer l'ail sauvage et assaisonner de sel et de poivre. Couper l'avocat en deux dans le sens de la longueur, couper en quartiers et disposer sur des assiettes. Badigeonner de jus de citron.

2. Versez le mélange de fromage dans une poche à douille et assaisonnez les rosettes sur les tranches d'avocat et arrosez d'huile d'olive.
3. Cueillez les fleurs de pissenlit et saupoudrez-les sur la salade d'ail sauvage et d'avocat.

Spaghetti aux légumes

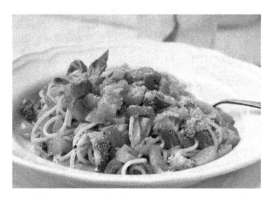

Ingrédients

- 320 g de spaghettis (grains entiers)
- 100 g de champignons
- 1 oignon
- 1 courgette (verte et jaune)
- 1 aubergine (petite)
- 3 bout (s) d'ail

- 1/4 l de tomates (égouttées)
- basilic
- 2 cuillères à soupe d'huile d'olive
- 1 morceau de cubes de soupe aux légumes
- poivre de Cayenne
- sel
- poivre

préparation

1. Pour les spaghettis aux légumes, faites cuire les spaghettis al dente. Nettoyez les champignons et coupez-les en petits morceaux. Coupez la courgette et l'aubergine en petits cubes.

2. Faire suer l'oignon dans l'huile d'olive, ajouter l'ail et les légumes, incorporer la tomate et le poivre de Cayenne. Assaisonner avec du sel, du poivre et de la soupe de légumes en cubes. Laisser mijoter environ 10 minutes.

3. Mélangez les spaghettis avec le ragoût de légumes et faites chauffer.

4. Servir saupoudré de basilic.

Poisson-chat aux légumes et pesto de persil

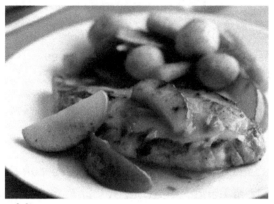

Ingrédients

- 500 g de petite betterave
- 500 g de petites betteraves jaunes
- 250 g de mini carottes
- sel de mer
- poivre
- 120 ml d'huile d'olive
- 4 filets de silure (environ 200 g chacun)
- 2 poignées de persil
- 1 gousse d'ail
- 1 cuillère à soupe de noyaux d'amande (pelés)
- 1 cuillère à café de jus de citron
- 1 orange

Etapes de préparation

1. Nettoyez la betterave rouge, la betterave jaune et les carottes (peler au goût), coupez les carottes en deux ou en quatre dans le sens de la longueur et coupez la betterave en quartiers. Étalez la betterave et les betteraves jaunes sur une plaque à pâtisserie,

assaisonnez de sel et de poivre et arrosez de 2 cuillères à soupe d'huile.

2. Cuire au four préchauffé à 200 ° C (convection 180 ° C; gaz: niveau 3) pendant environ 30 minutes. Retourner de temps en temps et ajouter les carottes pendant les 10 dernières minutes.

3. Pendant ce temps, lavez le poisson, séchez-le, assaisonnez avec du sel et du poivre et faites-le frire dans 2 cuillères à soupe d'huile des deux côtés pendant 3 à 4 minutes dans une poêle chaude et enduite jusqu'à ce qu'il soit doré.

4. Pour le pesto, laver le persil, secouer et cueillir les feuilles. Épluchez l'ail et réduisez-le en purée finement avec le persil, les amandes et le reste de l'huile. Assaisonner avec du jus de citron, du sel et du poivre.

5. Épluchez soigneusement l'orange et coupez-la en tranches. Disposer sur des assiettes avec les légumes et le poisson et servir arrosé de pesto.

Filet de sole au citron et tomates cerises

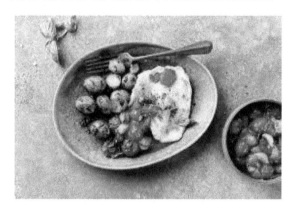

Ingrédients

- 600 g de tomates cerises colorées
- 2 gousses d'ail
- 10 oignons perlés
- 1 poignée de thym
- 4 branches de romarin
- 8 filets de langue rouges (environ 60 g chacun)
- 3 cuillères à soupe de beurre liquide
- sel
- poivre du moulin
- 3 pincées d'origan pilé

Etapes de préparation

1. Lavez les tomates cerises et coupez-les en deux. Épluchez l'ail et les oignons perlés. Lavez les herbes, secouez et coupez les branches en deux.

2. Lavez les filets de sole, séchez-les avec du papier absorbant et placez-les dans le plat de cuisson. Badigeonner de beurre fondu, saupoudrer d'ail, de

petits oignons et de tomates. Assaisonnez le tout avec du sel, du poivre et de l'origan.

3. Cuire les filets de morve dans un four préchauffé à 200 ° C (convection 180 ° C; gaz: niveau 3) pendant environ 15 minutes et servir chaud.

Choux de Bruxelles et plat de boeuf

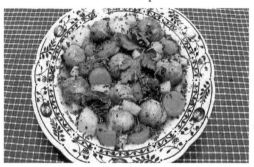

Ingrédients

- 600 g de choux de Bruxelles
- sel
- 1 baguette
- 2 gousses d'ail
- 50 g de beurre mou
- 1 cuillère à soupe de persil fraîchement haché
- 200 g de tomates cocktail
- 1 oignon
- 600 g de filet de boeuf zb ou de hanche
- 2 cuillères à soupe d'huile végétale
- poivre du moulin

Etapes de préparation

1. Préchauffer le four à 180 ° C inférieur et supérieur.

2. Nettoyez les choux de Bruxelles et faites-les cuire dans l'eau salée pendant environ 10 minutes, puis égouttez et égouttez bien.

3. Coupez la baguette en diagonale mais ne la coupez pas. Épluchez l'ail, pressez 1 gousse, mélangez avec le beurre et le persil et assaisonnez de sel. Répartir le beurre à l'ail dans les incisions et cuire au four sur la grille pendant environ 5 minutes.

4. Lavez et coupez les tomates en deux. Épluchez l'oignon et coupez-le en petits dés avec l'autre gousse d'ail. Rincer la viande et la couper en lanières. Faire suer brièvement l'oignon avec l'ail dans l'huile chaude dans une grande poêle. Ajouter la viande et saisir pendant 3-4 minutes. Assaisonnez avec du sel et du poivre. Incorporez les choux de Bruxelles et les tomates, laissez-les chauffer, assaisonnez au goût et servez avec la baguette à l'ail.

- Salade d'avocat et d'orange

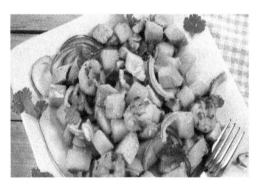

Ingrédients
- 2 morceaux d'orange

- 1 pc. Avocat (mûr, sans taches brunes)
- 1 cuillère à café de jus de citron
- 1/2 pièce Oignon (s) (rouge)
- 2 cuillères à soupe d'huile d'olive (pour la marinade)
- 1 cuillère à soupe de vinaigre balsamique (blanc)
- 1 cuillère à soupe de yaourt
- Laitue (et / ou herbes à votre guise)
- Huile d'olive (pour arroser)
- sel
- Poivre (du moulin)

préparation

1. Pour la salade avocat-orange, peler et fileter les oranges (séparer en filets et décoller la peau).
2. Coupez l'oignon en rondelles.
3. Couper l'avocat en deux, retirer le noyau, retirer la pulpe avec une cuillère à café et couper en cubes.
4. Arrosez immédiatement de jus de citron pour que la pulpe ne brunisse pas.
5. Mélangez le yaourt avec l'huile d'olive et le vinaigre balsamique.
6. Assaisonnez de sel et de poivre et faites mariner les cubes d'avocat avec.
7. Ensuite, disposez l'avocat sur les assiettes.
8. Versez la laitue et les herbes sur le dessus. Disposez les filets d'orange et les rondelles d'oignon de manière décorative.
9. Arroser d'un peu d'huile d'olive et saupoudrer la salade d'avocat et d'orange de poivre fraîchement moulu.

Salsa à l'ananas et au concombre

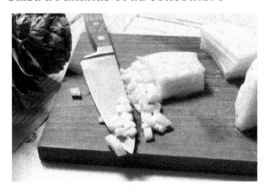

Ingrédients

- 1 ananas frais
- 250 g de concombre (0,5 concombre)
- 1 ciboule
- 1 petit piment
- 3 cuillères à soupe de vinaigre de cidre de pomme
- 1 cuillère à soupe de miel
- sel

Etapes de préparation

1. Décollez la peau d'ananas. Diviser la pulpe en 40 morceaux fins (10,5 oz), couper en dés et placer le mélange dans un bol.
2. Coupez le concombre en deux dans le sens de la longueur, retirez la graine et évidez-la avec une cuillère. Également couper en petits dés et écraser / incorporer les morceaux d'ananas.

3. Nettoyez et lavez les oignons nouveaux et coupez les rondelles d'oignon en fines rondelles. En plus de cela, aussi.

4. Coupez, coupez en deux, coupez le cœur et hachez finement le piment. Conjurez une solution de miel et de sel dans un petit bol, puis mélangez-la avec du vinaigre.

5. Versez la vinaigrette sur le mélange d'ananas et de concombre et laissez remuer votre mélange. Laissez infuser pendant trente minutes, puis assaisonnez à nouveau au goût.

Saladier à la pastèque

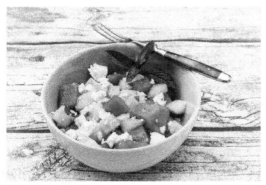

Ingrédients

- 100 g de radis (1 pièce)
- sel
- 250 g de salade de feuilles mixtes
- 300 g de pastèque (1 pièce)
- 1 poivron jaune
- 30 g de gingembre (1 pièce)
- 1 citron vert

- 1 cuillère à soupe de sauce soja
- 1 cuillère à soupe de sauce de poisson thaï
- poivre
- 3 cuillères à soupe d'huile d'olive
- 1 cuillère à café d'huile de sésame
- ½ frette coriandre
- 150 g de fromage à la crème granuleux (13% de matière grasse)

Etapes de préparation

1. Épluchez et nettoyez le radis et coupez-le en fines tranches. Saupoudrer d'un peu de sel dans un bol et laisser infuser 10 minutes.
2. En attendant, nettoyez, lavez et essorez les salades.
3. Épluchez la pastèque et coupez-la en cubes de 1 cm en enlevant largement les noyaux.
4. Couper le poivron en quartiers, nettoyer, épépiner, laver et couper en fines lanières ou en cubes.
5. Pour la vinaigrette, épluchez le gingembre et râpez-le finement. Pressez le citron vert. Mélangez le gingembre, 2 cuillères à soupe de jus de citron vert, la sauce soja, la sauce de poisson, un peu de sel et de poivre. Retenez les deux huiles.
6. Égouttez les radis. Mélanger avec les autres ingrédients et la vinaigrette dans un bol. Lavez la coriandre, secouez-la, cueillez les feuilles et étalez-la sur la salade avec le fromage à la crème.

Tofu aux herbes aux tomates

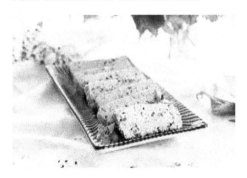

Ingrédients

- 600 g de tofu
- 1 tige de basilic
- 3 cuillères à soupe d'huile d'olive
- 400 g de tomates cerises
- 1 cuillère à soupe de jus de citron
- sel
- poivre

Etapes de préparation

1. Coupez le tofu en dés. Lavez le basilic, secouez-le, cueillez les feuilles et hachez-le finement.
2. Mélangez le basilic et 2 cuillères à soupe d'huile dans le tofu, couvrez et laissez reposer au réfrigérateur pendant environ 30 minutes.
3. En attendant, lavez les tomates et coupez-les en deux.
4. Faites chauffer l'huile restante dans une poêle et faites-y revenir les tomates. Déglacer avec du jus de citron et laisser mijoter à feu doux pendant 2-3 minutes.

5. Faites frire le tofu dans une autre poêle pendant 3-4 minutes jusqu'à ce qu'il soit doré. Ajouter l'huile de basilic et le tofu aux tomates, assaisonner de sel et de poivre.

CHAPITRE SEPT
Recettes de dîner sur le diabète

Velouté de carottes et panais

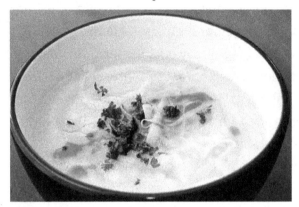

Ingrédients

- 10 g de gingembre (1 pièce)
- 500 g de carottes (4 carottes)
- 400 g de panais
- 1 cuillère à soupe d'huile d'olive
- 850 ml de bouillon de légumes
- 1 cuillère à café de poudre de curcuma
- ½ cuillère à café de coriandre moulue
- sel iodé au fluor
- poivre
- 120 ml de cuisine aux amandes ou un autre substitut de crème végétale
- 30 g de noyaux de noisettes (2 cuillères à soupe)

- 10 g de persil (0,5 bouquet)

Etapes de préparation

1. Épluchez et coupez le gingembre en dés. Nettoyez, épluchez et hachez les carottes et les panais.
2. Faites chauffer l'huile dans une casserole. Faites-y revenir le gingembre et les légumes pendant 3 minutes à feu moyen. Verser le bouillon, assaisonner de curcuma, coriandre, sel et poivre et laisser mijoter 15 minutes à feu doux. Puis réduire en purée avec un mixeur plongeant. Incorporer le gâteau aux amandes.
3. Pendant ce temps, faites rôtir les noix dans une poêle chaude sans matière grasse à feu moyen pendant 3 minutes; puis hachez grossièrement. Lavez le persil, secouez et hachez les feuilles. Disposez la soupe dans des bols et servez saupoudrée de noix et de persil.

Salade de concombre thaïlandaise

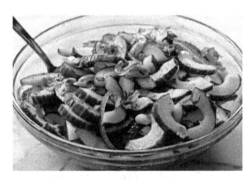

Ingrédients

- 1 cuillère à soupe de sauce soja
- 4 cuillères à soupe de vinaigre de riz
- 2 cuillères à café de sauce de poisson thaï
- 2 cuillères à café d'huile de sésame
- 2 cuillères à soupe de sucre de canne brut
- 1 poivron rouge
- 1 kg de concombre (2 concombres)
- sel
- ½ frette de basilic thaï
- 3 tiges de menthe
- 50 g de noyaux de cacahuètes grillées

Etapes de préparation

1. Mélangez la sauce soja, le vinaigre de riz, la sauce de poisson, l'huile de sésame et le sucre dans un bol.
2. Couper le poivron en deux dans le sens de la longueur, retirer le cœur, laver et hacher. Ajouter à la sauce au vinaigre de riz.
3. Lavez le concombre, coupez-le en deux dans le sens de la longueur et grattez les graines.
4. Coupez le concombre en fins croissants, salez légèrement et égouttez dans une passoire pendant 10 minutes.
5. Mélanger le concombre égoutté avec la sauce et laisser infuser 15 minutes (mariner).
6. En attendant, lavez le basilic et la menthe, secouez, cueillez les feuilles et coupez-les en fines lanières.
7. Hachez très finement les cacahuètes. Pliez les arachides et les herbes dans la salade de concombre juste avant de servir.

Pommes de terre en veste avec du fromage cottage

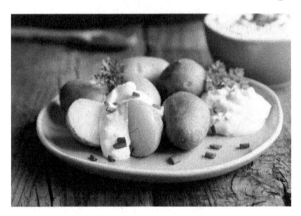

Ingrédients

- 1 kg de pommes de terre cireuses
- 1 cuillère à soupe de graines de carvi
- 500 g de fromage blanc faible en gras
- 125 ml de lait (1,5% de matière grasse)
- sel
- ½ frette de ciboulette
- 4 cuillères à soupe d'huile de lin, par exemple dr. Huiles Oméga-3 Budwig

Etapes de préparation

1. Lavez soigneusement les pommes de terre. Mettre les pommes de terre et les graines de carvi dans une casserole, couvrir d'un peu d'eau et couvrir

d'ébullition; Couvrir et cuire à feu moyen pendant 20-25 minutes.

2. Pendant ce temps, mélangez le fromage blanc et le lait et assaisonnez avec du sel.

3. Lavez la ciboulette, secouez-la et coupez-la en fin rouleau

4. Versez les pommes de terre dans une passoire, rincez à l'eau froide et pelez.

5. Servir les pommes de terre en veste avec du fromage blanc. Répartir les rouleaux de ciboulette sur le quark et arroser d'huile de lin.

Beignets de fèves

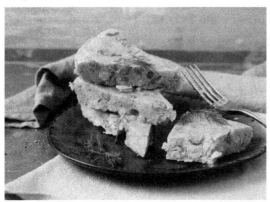

Ingrédients
- 200 g de fèves (congelées, décongelées)
- 150 g de pois chiches (boîte; poids égoutté)
- 1 piment rouge
- 20 g de farine de soja (2 cuillères à soupe)
- 80 g de farine de pois chiches
- 20 g de fécule de maïs (2 cuillères à soupe)

- sel
- 1 cuillère à café advieh (mélange d'épices iranien)
- ½ cuillère à café de poudre de curcuma
- 2 oeufs
- 250 ml de lait (3,5% de matière grasse)
- 1 gousse d'ail
- 4 tiges
- aneth
- 1 cuillère à soupe d'huile d'olive

Etapes de préparation

1. Faites cuire les haricots dans l'eau bouillante pendant 4 minutes; puis égoutter, éteindre, égoutter et épider si nécessaire. En attendant, rincez les pois chiches dans une passoire et laissez-les égoutter. Couper le piment en deux dans le sens de la longueur, retirer le cœur, laver et hacher.

2. Mélangez la farine de soja avec la farine de pois chiche, l'amidon, le sel, les conseils et le curcuma. Fouetter les œufs avec le lait et incorporer à la farine. Épluchez, hachez et ajoutez l'ail. Lavez l'aneth, secouez, hachez, ajoutez et mélangez avec le piment.

3. Faites chauffer l'huile dans une poêle allant au four. Versez le mélange, ajoutez les pois chiches et les haricots. Cuire 2 minutes à feu moyen. Placer la casserole dans le four préchauffé à 200 ° C (convection 180 ° C; gaz: niveau 3) pendant 20 minutes afin que la masse soit épaissie et légèrement dorée. Sortez et coupez en morceaux.

Salade de feta et pastèque aux tomates

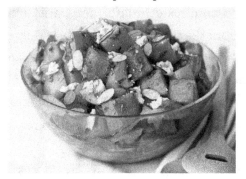

Ingrédients

- 200 g de tomates cerises
- 200 g de concombre
- 1 poivron vert
- 250 g de pastèque
- 200 g de fromage de brebis (45% de matière grasse sur matière sèche)
- 1 oignon
- 6 radis
- 3 tiges de menthe
- ½ citron
- 3 cuillères à soupe d'huile d'olive
- sel
- poivre

Etapes de préparation

1. Nettoyez, lavez et coupez les tomates en deux. Aussi, nettoyez et lavez le concombre, coupez-le en deux dans le sens de la longueur et coupez-le en

petits cubes. Lavez les poivrons, coupez-les en deux, épépinez-les et coupez-les en dés.

2. Coupez le melon en deux et utilisez une Parisienne (coupe-boule) pour découper les boules de la pulpe. Sinon, coupez le melon en dés. Coupez le fromage de brebis en dés, épluchez l'oignon et coupez-le en petits cubes. Nettoyez et lavez les radis et coupez-les en fines tranches. Rincer la menthe, secouer et arracher les feuilles.

3. Pressez le citron, mélangez environ 2 cuillères à soupe de jus avec tous les ingrédients de la salade et l'huile, assaisonnez de sel et de poivre et servez dans des bols.

Soupe de pizza colorée

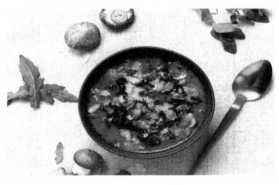

Ingrédients
- 1 petit oignon
- 1 gousse d'ail
- 125 g de champignons
- 2 cuillères à soupe d'huile d'olive

- 125 g de bœuf haché
- sel
- poivre
- 1 cuillère à café d'origan séché
- 250 g de tomate filtrée (verre)
- 300 ml de bouillon de légumes
- 50 g de fromage à la crème (2 cuillères à soupe; 45% de matière grasse sur matière sèche)
- 1 poivron jaune (150 g)
- 10 g de roquette (1 poignée)
- 20 g de parmesan en une seule pièce (30% de matière grasse sur matière sèche)

Etapes de préparation

1. Épluchez et hachez l'oignon et l'ail. Nettoyez et coupez les champignons en quartiers.
2. Faites chauffer 1 cuillère à soupe d'huile dans une casserole. Faites-y revenir la viande hachée à feu vif pendant 3 à 4 minutes. Ajouter l'oignon, l'ail et les champignons et faire revenir 5 minutes à feu moyen. Assaisonner de sel, de poivre et d'origan.
3. Verser les tomates et le bouillon, incorporer le fromage à la crème et laisser mijoter 10 minutes.
4. En attendant, lavez les poivrons, coupez-les en deux, évidez-les et coupez-les en petits cubes. Lavez la roquette, essorez, hachez très finement, mélangez avec l'huile restante et assaisonnez avec du sel et du poivre. Trancher le parmesan.

5. Ajouter les dés de paprika à la soupe et incorporer. Mettre la soupe à pizza dans un bol, arroser d'huile de roquette et verser le parmesan dessus.

Filet de poisson cuit à la vapeur

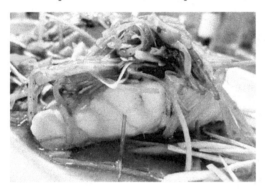

Ingrédients
- 1 échalote
- 100 g de petit bulbe de fenouil (1 petit bulbe de fenouil)
- 60 g de petites carottes (1 petite carotte)
- 3 cuillères à soupe de bouillon de légumes classique
- sel
- poivre
- 70 g de filet de pangasius (de préférence de pangasius bio)
- 2 tiges de persil plat
- ½ petit citron vert

Etapes de préparation
1. Épluchez et coupez finement l'échalote en petits dés.

2. Nettoyez et lavez le fenouil et la carotte, épluchez finement la carotte. Coupez les deux légumes en bâtonnets étroits.

3. Faites chauffer le bouillon dans une poêle enduite. Ajouter l'échalote, le fenouil et la carotte et cuire environ 3 minutes. Assaisonner au goût avec du sel et du poivre.

4. Rincer le filet de poisson, éponger, saler légèrement et déposer sur les légumes. Couvrir et cuire à feu doux pendant 8 à 10 minutes.

5. En attendant, lavez le persil, secouez-le, cueillez les feuilles et hachez finement avec un grand couteau.

6. Pressez un demi-citron vert et versez le jus sur le poisson au goût. Poivrer au goût, saupoudrer de persil et servir.

Soupe froide de concombre

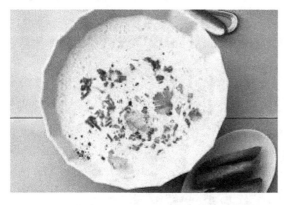

Ingrédients

- 1 concombre
- un peu d'ail (écrasé)
- 3 cuillères à soupe de vinaigre balsamique (blanc)

- un peu d'aneth (haché)
- 100 ml de soupe de bœuf (froide)
- 100 ml de babeurre
- 250 g de yaourt
- sel
- poivre
- huile d'olive

préparation

1. Lavez le concombre et coupez-le en gros morceaux. Faire mariner avec du sel, de l'ail écrasé et du vinaigre balsamique pendant quelques minutes.

2. Ajouter l'aneth, la soupe de bœuf froide, le babeurre et le yogourt et réduire le tout en purée avec le mélangeur à main. Passer au tamis.

3. Assaisonner au goût avec du sel et du poivre. Versez-les dans des assiettes profondes refroidies et versez-y un peu d'huile d'olive si nécessaire.

Soupe aux épinards et au babeurre

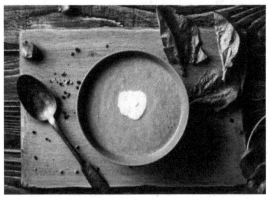

de terre (farineuses)

Ingrédients
- 300 g de pommes

- 125 ml de soupe aux légumes
- 400 g d'épinards
- 200 ml de babeurre
- 3 cuillères à soupe de crème fouettée
- sel
- Poivre (noir)
- Muscade, râpé)
- 2 tranches de pain complet

préparation

1. Épluchez et coupez les pommes de terre en dés. Lavez les épinards et coupez-les en gros morceaux ou plumez.
2. Porter la soupe de légumes à ébullition et y faire cuire les pommes de terre jusqu'à ce qu'elles soient tendres.
3. Ajouter les épinards et laisser infuser jusqu'à ce qu'ils s'effondrent.
4. Puis réduire en purée et ajouter la crème fouettée et le babeurre. Assaisonner et réchauffer, mais ne pas porter à ébullition.
5. Disposer et servir le pain de blé entier avec.

Légumes du jardin colorés

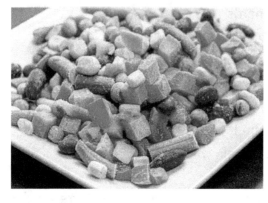

Ingrédients

- 300 g de brocoli
- 300 g de chou-fleur
- 300 g de carottes
- 300 g de betteraves (jaunes)
- 300 g de courgettes
- sel
- Beurre (à la poêle)

préparation

1. Pour les légumes du jardin colorés, nettoyez le brocoli et le chou-fleur et coupez-les en bouchées. Coupez les carottes, les betteraves jaunes et les courgettes en bâtonnets. Faites cuire les légumes dans de l'eau salée en ajoutant les bâtonnets de courgettes un peu plus tard car ils prennent moins de temps à cuire.

2. Mélangez les légumes du jardin colorés dans du beurre chaud et assaisonnez de sel si nécessaire.

Courgettes à la casserole

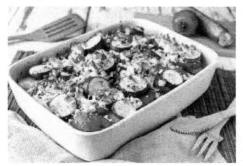

Ingrédients

- 1 kg de courgettes (petites)
- 200 g de fromage de brebis
- 4 œufs
- 2 cuillères à soupe de lait
- Sel (du moulin)
- Poivre (du moulin)
- 3 cuillères à soupe d'huile d'olive

préparation

1. Pour la casserole de courgettes, râpez grossièrement les courgettes bien lavées et pressez-les fermement jusqu'à ce que le mélange soit presque sec.

2. Émiettez le fromage de brebis et mélangez avec les courgettes. Fouetter trois œufs avec l'huile d'olive et incorporer au mélange de courgettes. Assaisonner au goût avec du sel et du poivre fraîchement moulus.

3. Étalez l'huile d'olive sur un plat allant au four et versez le mélange. Fouettez le reste de l'œuf avec le lait et versez sur le mélange.

4. Cuire au four préchauffé à 190 ° C pendant environ 45 minutes jusqu'à coloration dorée.
5. Sortez la casserole de courgettes finie du tube et servez.

Soupe au poulet

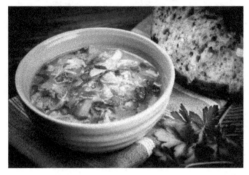

Ingrédients

- 1/2 soupe de poulet (coupée, avec poulets et abats)
- 150 g de racines (nettoyées, coupées en tranches ou en cubes)
- 2 feuilles de laurier
- 4 grains de poivre (4-5, blanc)
- 2 1/2 litres d'eau
- sel
- Noix de muscade (râpée, au goût)

préparation

1. Ébouillanter brièvement le poulet à soupe coupé et bien lavé, le petit poulet et les abats dans de l'eau chaude et servir avec de l'eau froide.
2. Ajouter les légumes racines et les épices et cuire le tout jusqu'à ce qu'il soit tendre pendant environ 30 minutes. Passer au tamis, rincer le poulet et les

abats à l'eau froide, les peler et les couper en petits morceaux.

3. Réduisez la soupe au poulet à environ 1 litre, ce qui la rend encore plus forte. Assaisonner au goût avec du sel et de la muscade.

4. Disposer la soupe au poulet dans des assiettes chaudes et servir avec le poulet si vous le souhaitez.

Gratin de courgettes et fromage

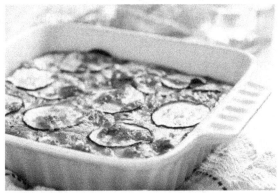

Ingrédients
- 600 g de courgettes
- 300 g de petits pois (surgelés)
- 150 g d'Emmental (râpé)
- 2 cuillères à soupe de graines de sésame
- sel
- poivre
- Beurre (pour le moule)

préparation
1. Pour le gratin de courgettes au fromage, préchauffer le four à 200 ° C.

2. Faites bouillir les pois dans de l'eau salée jusqu'à ce qu'ils soient tendres. Filtrer et réduire en purée avec un mélangeur à main. Sel et poivre.

3. Lavez les courgettes, coupez-les en fines tranches et faites-les également cuire à l'eau salée pendant 3 minutes. Ensuite, détendez-vous froid.

4. Étalez le beurre sur un plat allant au four. Placer les moitiés de courgettes côte à côte avec la surface coupée vers le haut et assaisonner de sel. Répartir la purée de pois sur les courgettes, saupoudrer de fromage râpé et cuire au four chaud à 200 ° C pendant 5 minutes.

5. Pendant ce temps, faites rôtir les graines de sésame à sec (sans matière grasse) dans une poêle enduite et saupoudrez-les sur le gratin de courgettes et fromage avant de servir.

Soupe froide de concombre aux écrevisses

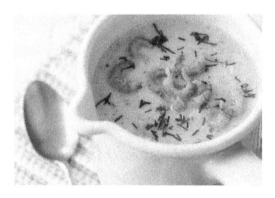

Ingrédients

- 2 concombres (moyen)
- 500 ml de crème sure (yaourt ou babeurre)
- sel
- Poivre (blanc, du moulin)
- aneth
- un peu d'ail

Pour le dépôt:

- 12 queues d'écrevisses (jusqu'à 16, librement, élevées)
- Cubes de concombre
- Cubes de tomates
- Brins d'aneth

préparation

1. Pour la soupe froide de concombre aux écrevisses, faites cuire les crabes et relâchez les queues. Peler et épépiner le concombre et mélanger avec la crème sure (yaourt ou babeurre). Assaisonner avec du sel, du poivre, de l'aneth et un peu d'ail. Disposer dans des assiettes pré-réfrigérées, placer les cubes de concombre et de tomate ainsi que les queues de crabe et garnir d'aneth.

Soupe de poisson claire avec des légumes en dés

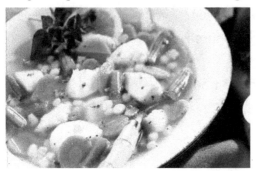

Ingrédients

- 1 l de bouillon de poisson (clair, fort)
- 250 g de morceaux de filet de poisson (jusqu'à 300 g, mélangés, sans arêtes, truite, etc.)
- 250 g de légumes (cuits, chou-fleur, poireau, carottes, etc.)
- sel
- un peu de poivre
- Safran
- de l'absinthe (éventuellement sèche)
- 1 brin (s) d'aneth
- Cerfeuil (ou basilic, pour décorer)

préparation

1. Assaisonner le fond de poisson fini avec du sel, du poivre et du safran imbibé d'un peu d'eau et assaisonner avec une pincée d'absinthe. Coupez les légumes précuits en petits cubes et laissez-les mijoter avec le filet de poisson pendant environ 4 à 5 minutes. Disposer rapidement dans des assiettes chaudes et garnir d'herbes fraîches.

CHAPITRE HUIT

Recettes de petit-déjeuner pour le diabète

Bouillie de semoule à la vanille

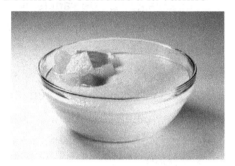

Ingrédients

- 400 g de pommes fermes à peau rouge (2 pommes fermes à peau rouge)
- 1 cuillère à soupe de miel
- 1 cuillère à café de cannelle
- 1 gousse de vanille
- 400 ml de lait (1,5% de matière grasse)
- 1 pincée de sel
- 50 g de semoule de blé entier
- 1 cuillère à soupe de sucre de canne
- 40 g de noyaux de noix
- mélisse (au goût)

Etapes de préparation

1. Lavez, coupez les huitièmes et évidez les pommes. Mettez le miel, 4 cuillères à soupe d'eau, la cannelle et les pommes dans une casserole. Porter à

ébullition une fois, puis réduire le feu et laisser mijoter 4 à 5 minutes.

2. En attendant, coupez la gousse de vanille avec du a2.

3. Préparation de la semoule de vanille étape 2

4. Pendant ce temps, coupez la gousse de vanille avec un couteau bien aiguisé et grattez la pulpe. Porter à ébullition le lait, la pulpe de vanille et le sel.

5. Mélanger la semoule avec le sucre de canne et incorporer lentement au lait bouillant doucement avec un fouet, porter à nouveau à ébullition. Retirer la casserole du feu et laisser gonfler la semoule pendant 4 minutes, à couvert.

6. En attendant, hachez les noix. Remuez bien la semoule et versez-la dans des bols. Déposer les pommes et les noix sur le dessus, garnir de feuilles de mélisse si vous le souhaitez et servir.

Crème de quark aux fruits rouges

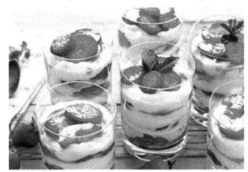

Ingrédients

- 300 g de fromage blanc à la crème (40% de matière grasse)

- 80 g de lait de coco
- 3 cuillères à soupe d'huile de lin
- 70 g de mélange de baies
- 10 g d'amandes hachées

Etapes de préparation

1. Mélangez le fromage blanc avec le lait de coco et 2 cuillères à soupe d'huile de lin.
2. Triez les baies, lavez et séchez en tapotant. Rôtir les amandes dans une poêle sans matière grasse à feu moyen pendant 3 minutes.
3. Versez le fromage blanc dans deux bols, garnissez avec les baies, le reste de l'huile de lin et les amandes grillées.

Avoine au four

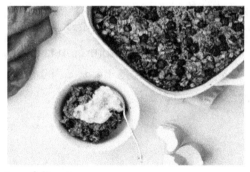

Ingrédients

- 200 g de flocons d'avoine
- 1 pincée de sel
- 50 g de noix (ou autres fruits à coque)
- 200 g de baies
- 180 ml de boisson aux amandes (lait d'amande)

- 1 gousse de vanille (pulpe)
- 5 g d'huile de coco (1 cuillère à café; fondue)
- 1 cuillère à soupe de miel
- yaourt grec à volonté

Etapes de préparation

1. Mettez les flocons d'avoine dans un grand bol et versez 400 ml d'eau bouillante dessus. Ajoutez une pincée de sel, remuez le tout et laissez tremper 10 minutes.

2. En attendant, hachez grossièrement les noix et lavez les baies. Ajouter le lait d'amande, la pulpe de vanille, les noix et les baies aux flocons d'avoine et bien mélanger.

3. Badigeonner un plat allant au four (environ 26 x 20 cm) d'huile de coco fondue et y étendre le mélange de gruau et de baies. Saupoudrer le tout de miel et cuire au four préchauffé à 180 ° C (convection 160 ° C; gaz: niveau 2–3) pendant environ 20–25 minutes.

4. Servir les flocons d'avoine cuits au four bien chauds. Garnissez de yogourt grec et de baies fraîches si vous le souhaitez.

Toast au fromage à la crème aux figues

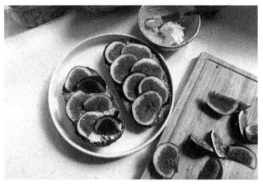

Ingrédients

- 200 g de pain de seigle complet (4 tranches)
- ¼ de gousse de vanille
- 130 g de fromage à la crème (30% de matière grasse sur matière sèche)
- 1 cuillère à soupe de miel
- 1 pincée de cannelle
- 4 figues
- 2 tiges de menthe
- 30 g de pistaches (2 cuillères à soupe)

Etapes de préparation

1. Faites griller les tranches de pain au grille-pain pendant 3 à 4 minutes. Pendant ce temps, coupez la gousse de vanille en deux dans le sens de la longueur et grattez la pulpe avec un couteau. Mélangez le fromage à la crème avec le miel, la pulpe de vanille et la cannelle.

2. Nettoyez et lavez les figues et coupez-les en quartiers. Lavez la menthe et retirez les feuilles. Hachez les pistaches.

3. Badigeonner les tranches de pain grillées de fromage à la crème, étendre les figues dessus et saupoudrer de menthe et de pistaches.

Muesli aux fraises

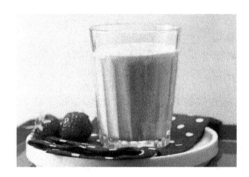

Ingrédients
- 150 g de fraises mûres (10 fraises mûres)
- 40 g de yogourt (1,5% de matières grasses) (2 cuillères à soupe)
- 150 ml de lait (1,5% de matière grasse)
- ½ cuillère à café de sucre de fleur de coco
- ¼ cuillère à café de vanille en poudre
- 20 g de flocons d'avoine (instantanés; 2 c. À soupe)

Etapes de préparation
1. Lavez les fraises, séchez-les, nettoyez et hachez grossièrement.

2. Mettez les morceaux de fraise avec le yogourt, le lait, le sucre de fleur de coco, la vanille en poudre et les flocons d'avoine dans un grand récipient. Réduisez le tout en purée avec un mixeur plongeant et servez immédiatement comme du muesli à boire.

Muffins aux pommes et carottes

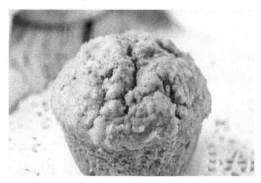

Ingrédients
- 1 pomme
- 150 g de carottes
- 1 cuillère à café de jus de citron
- 125 g de farine de blé entier
- 50 g de flocons d'avoine tendre
- 1 pincée de sel
- 2 cuillères à café de levure chimique
- 1 cuillère à café de bicarbonate de soude
- 2 oeufs
- 60 g de sucre de canne entier
- 60 ml d'huile de colza
- 50 ml de babeurre

Etapes de préparation

1. Lavez la pomme et la carotte et râpez finement. Mélanger avec du jus de citron.
2. Mélangez la farine avec les flocons d'avoine, le sel, la levure chimique et le bicarbonate de soude. Battez les œufs avec le sucre jusqu'à ce qu'ils soient mousseux. Incorporer l'huile et incorporer le mélange de farine en alternance avec le babeurre jusqu'à ce qu'une pâte dure se forme. Incorporer le mélange de pommes et de carottes.
3. Tapisser le moule à muffins de moules en papier et répartir la pâte sur les moules. Faites cuire les muffins dans un four préchauffé à 200 ° C (four ventilé 180 ° C; gaz: niveau 3) pendant environ 25 à 30 minutes, puis laissez-les refroidir brièvement dans les moules, retirez-les des moules et laissez-les refroidir .

Pouding au yogourt chia

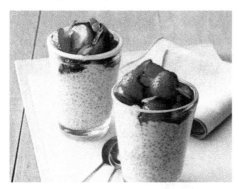

Ingrédients

- 100 g de kiwi (2 kiwis)
- 600 g de petite mangue mûre (2 petites mangues mûres)
- 500 g de yogourt (1,5% de matière grasse)
- 2 cuillères à soupe de miel liquide
- 60 g de graines de chia

Etapes de préparation

1. Peler et trancher les kiwis. Épluchez les mangues, retirez la pulpe de la pierre et coupez-la en petits cubes. Répartir la moitié des fruits dans 4 verres.

2. Mélangez le yaourt avec du miel pour obtenir une crème onctueuse. Incorporer les graines de chia et étaler la crème au yaourt sur les morceaux de fruits dans les verres.

3. Couvrir la crème avec le reste des fruits et laisser tremper le pouding au chia au réfrigérateur pendant environ 2 heures ou toute la nuit. Appréciez pour le petit déjeuner ou entre les deux.

Porridge Keto aux mûres

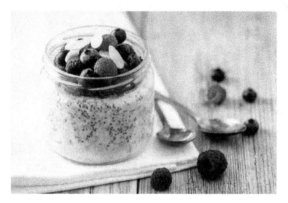

Ingrédients

- 300 ml de boisson aux amandes (lait d'amande)
- ¼ cuillère à café de vanille en poudre
- 30 g de graines de chanvre
- 20 g de farine d'amande (partiellement déshuilée)
- 30 g de noix de coco séchée
- 2 cuillères à café de graines de lin
- 1 pincée de sel
- 20 g d'amandes
- 50 g de mûres fraîches (ou congelées et décongelées)
- 2 cuillères à soupe de beurre d'amande
- 1 cuillère à café de graines de tournesol
- 1 cuillère à café de graines de citrouille

Etapes de préparation

1. Faites chauffer la boisson aux amandes et la vanille en poudre dans une casserole. Mélanger les graines de chanvre, la farine d'amande, la noix de coco

séchée, les graines de lin et le sel, ajouter et laisser tremper à feu moyen pendant environ 5 minutes. Remuez de temps en temps.

2. Pendant ce temps, hachez les amandes. Lavez et triez les mûres et séchez-les.

3. Versez la bouillie de céto dans des bols et garnissez d'amandes hachées, de mûres, de beurre d'amande, de graines de tournesol et de graines de citrouille.

Pain de grains entiers avec tartinade de noix

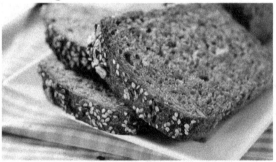

Ingrédients

- 240 g de pain complet (8 tranches)
- 15 g de beurre (1 cuillère à soupe; température ambiante)
- 200 g de fromage à la crème à grains
- 125 g de fromage blanc faible en gras
- 100 g d'olive au poivron vert (poids égoutté; verre)
- 50 g de noyaux de noix
- sel
- poivre blanc
- 1 pincée de paprika en poudre

- 2 branches de thym

Etapes de préparation

1. Badigeonner le pain de beurre. Mettez le fromage à la crème granuleux dans un bol, écrasez-le avec une fourchette et mélangez avec le fromage blanc.
2. Hachez grossièrement les olives et 2/3 des noix.
3. Mélanger les olives avec les noix dans le fromage à la crème et assaisonner avec du sel et du poivre. Étalez le fromage blanc de noix sur le pain et saupoudrez d'un peu de poudre de paprika.
4. Lavez le thym, secouez-le, arrachez les feuilles, saupoudrez-le sur le pain et disposez sur 4 assiettes.

Tranches de saumon fumé copieux

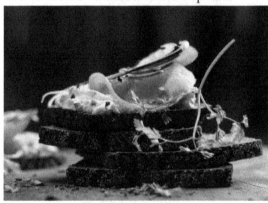

Ingrédients

- ½ citron
- 75 g de fromage à la crème (13% de matière grasse)
- sel
- poivre
- 5 tiges de cerfeuil

- 4 tranches de pain de seigle à grains entiers
- 1 petit oignon rouge
- 100 g de saumon fumé

Etapes de préparation

1. Coupez le citron en deux et pressez-le. Mélanger le fromage à la crème dans un bol jusqu'à ce qu'il soit crémeux. Assaisonner avec du sel, du poivre et du jus de citron.
2. Lavez le cerfeuil, secouez-le, cueillez les feuilles, hachez-le et incorporez-le au fromage à la crème.
3. Faites légèrement griller les tranches de pain dans le grille-pain ou sous la grille du four préchauffée. Épluchez l'oignon et coupez-le en fines rondelles.
4. Badigeonner le pain de fromage à la crème et garnir de tranches de saumon. Étalez les rondelles d'oignon sur le dessus et servez le pain.

Pains à la betterave

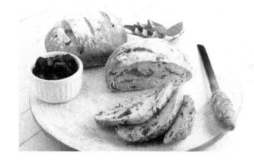

Ingrédients

- 6 feuilles de capucines
- 80 g de pain de seigle complet (2 tranches)
- 2 cuillères à café de raifort râpé (verre)

- 120 g de betteraves cuites (emballées sous film rétractable; pelées)
- sel
- 2 fleurs de capucine

Etapes de préparation

1. Lavez les feuilles de capucine et secouez-les.
2. Badigeonner les tranches de pain avec 1 cuillère à café de raifort chacune.
3. Égouttez la betterave, séchez-la avec du papier absorbant et coupez-la en fines tranches ou en lanières.
4. Couvrir les tranches de pain de betteraves et de feuilles de cresson. Salez légèrement et servez avec les fleurs de cresson.

Skyr aux fraises et à l'avoine

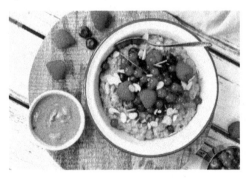

Ingrédients

- 200 g de skyr

- 60 g de yaourt nature solide (1,5% de matière grasse)
- 200 g de fraises
- 2 cuillères à café d'huile de lin
- 60 g de flocons d'avoine copieux
- 10 g de graines de lin broyées (2 cuillères à soupe)
- 10 g de sésame (2 c. À thé)
- 1 cuillère à soupe de baies de goji

Etapes de préparation

1. Battre le skyr avec du yogourt jusqu'à consistance lisse. Nettoyez et lavez les fraises et coupez-les en petits morceaux.
2. Déposer les baies sur le Skyr, arroser d'huile de lin et servir saupoudré de flocons, de graines de lin, de sésame et de baies de goji.

Nids d'épinards au four avec œuf

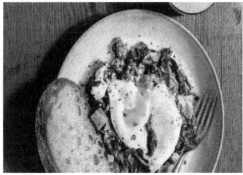

Ingrédients

- 1 gousse d'ail
- 1 oignon
- 1 kg de feuilles d'épinards fraîches

- 2 cuillères à soupe d'huile de colza
- Noix de muscade
- sel
- poivre
- 4 œufs

Etapes de préparation

1. Épluchez l'ail et l'oignon et coupez-les en petits dés.
2. Nettoyez les épinards, lavez-les soigneusement et laissez-les égoutter légèrement dans une passoire.
3. Chauffer l'huile de colza dans une casserole, faire revenir l'oignon et l'ail à feu moyen jusqu'à ce qu'ils soient translucides.
4. Ajouter les épinards tout en les égouttant et laisser s'effondrer en remuant. Ajouter un peu de muscade, assaisonner de sel et de poivre.
5. Mettez les épinards dans un bol et laissez refroidir un peu.
6. Divisez les épinards en 4 portions. Formez 4 boules fermes avec vos mains, en les pressant bien au-dessus d'un bol. Tapisser une plaque à pâtisserie de papier sulfurisé.
7. Placez les boules d'épinards sur la plaque à pâtisserie. Appuyez d'abord un peu à plat, puis formez un évidement au milieu.
8. Battez les œufs un à la fois dans un petit bol et glissez-en un dans chaque puits.
9. Cuire les nids d'épinards dans un four préchauffé à 200 ° C (convection 180 ° C, niveau de gaz: 3) sur la

2ème grille à partir du bas pendant 15-20 minutes. Assaisonnez avec du sel et du poivre.

Boulettes de yaourt sur un miroir à la fraise

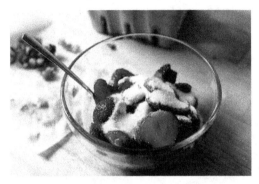

Ingrédients

- 1 tasse de yaourt (0% de matières grasses, grec)
- 1 paquet Qimiq
- 1 tasse de crème fouettée
- 2 cuillères à soupe de bouleau doré
- 1 citron (bio, zeste uniquement)
- 1/2 kg de fraises (fraîches ou surgelées)

préparation

1. Pour les boulettes de yaourt au niveau de fraises, remuez d'abord le Qimiq jusqu'à consistance lisse et fouettez la crème fouettée jusqu'à ce qu'elle soit ferme.

2. Mélangez le yaourt, la crème fouettée et le quimiq avec l'or de bouleau et le zeste de citron à l'aide d'une cuillère en bois perforée - idéalement mettre au réfrigérateur pendant quelques heures. Retirer les fraises de la tige et réduire en purée. Si vous

utilisez des fraises surgelées, laissez d'abord les fraises décongeler un peu, puis réduisez-les en purée.

3. Mettez un peu de sauce aux fraises dans une assiette. Découpez les boulettes du mélange de yaourt avec une cuillère et placez-les sur la sauce aux fraises.

Boulettes de yaourt avec purée de baies

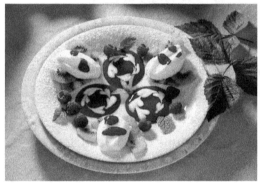

Ingrédients

- 250 ml de yaourt
- 250 ml de crème fouettée
- 100 g de sucre glace
- Écorces de citron
- sucre vanillé
- 6 feuilles de gélatine
- 500 g de baies (fraîches ou surgelées)

préparation

1. Faites tremper la gélatine dans de l'eau froide et pressez-la.

2. Mélangez le yaourt, le sucre glace, le sucre vanillé et le zeste de citron. Faites chauffer 2 cuillères à soupe de ce mélange de yaourt avec la gélatine jusqu'à ce qu'elle soit fondue. Maintenant, aspirez dans le reste du mélange de yaourt et laissez refroidir.

3. Avant que la masse ne stagne, ajoutez la crème fouettée.

4. Hachez les baies lavées (ou décongelées) avec le mixeur plongeant, si nécessaire, adoucissez et répartissez sur des assiettes à dessert.

5. Piquez les boulettes du mélange de yaourt et placez-les sur la purée de baies.

CONCLUSION

Le diabète est donc dû à une insuline insuffisante ou au mauvais fonctionnement de cette hormone. L'insuline contribue au stockage du glucose, des acides aminés et des acides gras. Tout au long de ce dossier, nous avons parlé de la glycémie et des deux types de diabète les plus courants. Il existe cependant d'autres types de diabète plus spécifiques.

Cette maladie est un vrai problème. Parfois, le diabète de type 1 touche des personnes plus âgées que le groupe d'âge généralement affecté par ce diabète. Le plus inquiétant, cependant, est que le diabète de type 2 touche de plus en plus de jeunes. Ce diabète peut être causé par une mauvaise alimentation.

On peut donc éviter de devenir diabétique de type 2 en prêtant attention à notre alimentation et à notre activité physique. Une personne diabétique a un risque plus élevé de développer une maladie cardiovasculaire qu'une personne non diabétique. C'est pourquoi l'espérance de vie d'une personne diabétique est plus courte. En 2005, le diabète était la quatrième cause de décès dans la majorité des pays développés.

CPSIA information can be obtained
at www.ICGtesting.com
Printed in the USA
BVHW091018190521
607713BV00008B/586

9 781802 882780